住民主体の楽しい「通いの場」づくり

「地域づくりによる介護予防」進め方ガイド

近藤克則 編

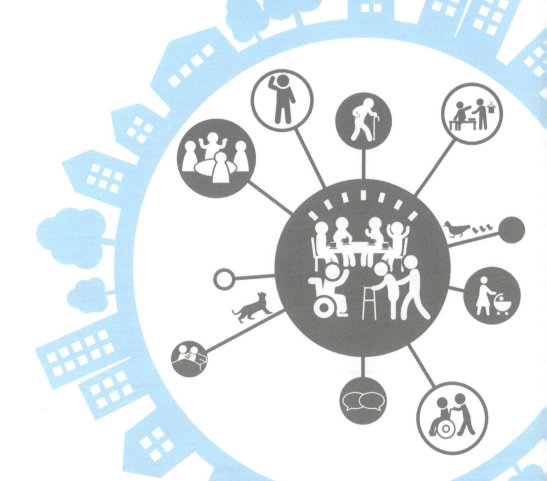

日本看護協会出版会

はじめに

　この本は，「地域づくりによる介護予防」の進め方の手順をまとめ，説明したものです。

　かつての介護予防施策では，要介護状態に陥るおそれのあるハイリスク高齢者を，基本チェックリストなどを使って見つけ，介護予防教室に誘うという方法でした。しかし，このやり方では，期待したほど参加者が増えないことがわかってきました。それを踏まえ，厚生労働省も，住民主体の「地域づくりによる介護予防」へと政策転換しました。

　その後，このアプローチの方が，従来の方法に比べて参加することに抵抗感がなく，むしろ多くのハイリスク者が参加すること，参加者では，非参加者に比べ，要介護認定を受ける割合が約半分にとどまることがわかってきました。

　しかし，この新しい「地域づくりによる介護予防」の経験がない市町村は多く，どのように進めたらよいのか，戸惑っている地域が少なくありません。そこで，「地域づくりによる介護予防」を全国に普及するための本を企画しました。

　本書の中では，住民主体の「通いの場」などを地域に増やし，外出目的や体を動かす機会や場，支え合いや居場所，役割などを地域にたくさんつくり出すことなどによって地域づくりを進める方法や手順を説明しています。

　本書の原稿を書いたのは，日本老年学的評価研究（Japan Gerontological Evaluation Study；JAGES）に参加する市町村職員と研究者たちです。JAGES（「ジェイ・エイジズ」または「ジェイジズ」と読みます）は，20年にわたり全国の市町村と協働して，職員とともに「地域づくりによる介護予防」を試行錯誤してきました。そのプロセスで起きていることや，健康増進・介護予防の効果を検証する研究に取り組んできた研究グループで，2018年に一般社団法人　日本老年学的評価研究（JAGES）機構を設立しました。JAGES の実践と研究から得られたノウハウや知見をちりばめた本書が，全国の地域づくりに役立つことを願っています。

　なお，本書ができるまでには，多くの方にお世話になりました。その方たち，ならびに，厚生労働科学研究費補助金（長寿科学総合研究事業）「介護予防を推進する地域づくりを戦略的に進めるための研究」（H25-長寿--一般-003，H28-長寿--一般-002），日本医療研究開発機構（AMED）長寿科学研究開発事業「地域づくりによる介護予防を推進するための研究」（2015.10-2018.3），厚生労働省平成30年度老人保健健康増進等事業「見える化システム等のデータを活用した介護予防活動の展開に関する調査研究」などの研究費助成に深謝いたします。

　2019 年 3 月

編者　近 藤 克 則

執筆者一覧

編集

近藤　克則　千葉大学予防医学センター教授／国立長寿医療研究センター部長／
日本老年学的評価研究機構代表理事／日本福祉大学客員教授

執筆 (五十音順)

相田　潤　東北大学大学院歯学研究科国際歯科保健学分野准教授／
日本老年学的評価研究機構理事

荒木　典子　長崎県松浦市長寿介護課主幹

太田　崇　訪問看護ステーションおおた作業療法士

大田　康博　日本福祉大学実務家教員／QOL 84 プラス代表取締役

岡田　栄作　浜松医科大学医学部健康社会医学講座助教

尾島　俊之　浜松医科大学医学部健康社会医学講座教授／日本老年学的評価研究機構理事

甲斐　裕子　明治安田厚生事業団体力医学研究所所長代理・主任研究員

小林　美紀　愛知県武豊町役場健康福祉部保険医療課副主幹

近藤　克則　(前掲)

近藤　尚己　東京大学大学院医学系研究科健康教育・社会学分野准教授／
日本老年学的評価研究機構理事

斉藤　雅茂　日本福祉大学社会福祉学部准教授／日本老年学的評価研究機構理事

佐々木直子　名古屋市健康福祉局高齢福祉部地域ケア推進課副係長

竹田　徳則　星城大学リハビリテーション学部教授

中村　廣隆　日本福祉大学看護学部助教

前田　梨沙　日本老年学的評価研究機構総務部コーディネータ／千葉大学予防医学センター技術補佐員

横山芽衣子　千葉大学予防医学センター特任研究員

協力 (五十音順)

奥原　剛　東京大学大学院医学系研究科医療コミュニケーション学分野特任助教

北村　優　千葉県八千代市保康福祉部健康づくり課

坂本亜佳音　元千葉県長生郡長柄町地域包括支援センター

宮國　康弘　国立長寿医療研究センター老年学・社会科学研究センター老年学評価研究部特任研究員／
日本老年学的評価研究機構理事

森井　文恵　兵庫県神戸市保健福祉局

(2019 年 3 月現在)

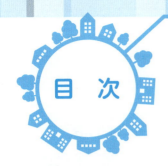

目次

導入編　「地域づくりによる介護予防」とは　〔近藤克則〕

2015年度の介護保険法改正に伴い，介護予防の進め方は，ハイリスク高齢者を対象とする二次予防事業中心から，誰でも参加できる住民主体の介護予防活動へと方向転換した。多くの市町村にとって未経験であるこの「地域づくりによる介護予防」について，根拠となる各種データを示しながら，基本的事項を解説する。

1) 何をすればよいのか ……………………………………………………………… 2
2) 期待できる効果 …………………………………………………………………… 2
3) 具体的な進め方―4段階のプロセス― ……………………………………… 3

　　column　反省から生まれた「地域づくりによる介護予防」　5
　　　　　　動画・スライドの活用を　5

実践編　各プロセスにおける進め方のポイント

第1章　共通認識の形成期（数か月〜1年程度）　8

地域づくりは，関係者間で認識を共有することから始まる。行政関係者だけでなく，地域の組織や地域のリーダー，世話役まで巻き込むことが重要。参加対象を広げながら，数回にわたり研修会を開催する。「やらされ感」を抱かせないよう，「自分事」として意識してもらえるよう，召集の仕方，資料の作成の仕方を工夫する。

◆第1章のポイント ……………………………………………………〔近藤尚己〕 8
1) 市町村担当職員を対象に研修会を開く …………………………………………… 9
　(1) 最初に共有するべき4つのこと …………………………………〔近藤尚己〕 9
　(2) 研修会を開く ………………………………………………………〔近藤尚己〕 10
　(3) 進め方について合意形成する ……………………………………〔近藤尚己〕 11
　(4) 「地域診断」で地域の課題を把握する ……………………………〔中村廣隆〕 12
　　　GUIDE　市町村担当職員向け研修会の内容例　〔斉藤雅茂〕 12
2) ファシリテーションを学ぼう ………………………………………〔中村廣隆〕 16
　(1) 講師を探そう …………………………………………………………………… 18

(2) 最低限のファシリテーションのポイント ··· 18

　　GUIDE ファシリテーション研修の内容例 〔中村廣隆〕 23

3) 住民を対象に研修会を開く ··· 〔中村廣隆〕 24

　　GUIDE 住民向け研修会の内容例 〔斉藤雅茂〕 28

　　　　column どんな「通いの場」にするか―「拠点型」と「活動型」― 〔斉藤雅茂・甲斐裕子〕 14
　　　　地域診断結果の共有の仕方―悪い結果の伝え方― 〔荒木典子〕 31

　　　　Q&A どこから手を着ければよいのでしょうか 〔中村廣隆〕 12
　　　　ボランティア候補者を増やすには？ 〔中村廣隆〕 30

第2章 **運営主体の形成期** (2・3か月～半年程度)　　　　33

活動運営の担い手となる住民（ボランティア候補者）の集団化を図る。研修会で，それぞれの思い，経験，地域文化や社会資源を出し合ってもらい，価値観やイメージ，具体的な内容，運営方法について合意形成を図る。より円滑な運営のために，リーダー候補の人には，リーダーとしての最低限の心構えやコミュニケーションスキル，実施するべきことを学べる研修も適宜実施する。そして，「通いの場」を開所する。

◆第2章のポイント ·· 〔大田康博〕 33

1) ボランティア候補者を対象に研修会を開く ····························· 〔大田康博〕 35

(1) 開催に当たってのポイント ··· 35

(2) 資料づくりのポイント ··· 36

(3) 進め方のポイント ··· 37

　　GUIDE ボランティア活動に関心のある住民向けワークショップの内容例 〔斉藤雅茂〕 42

2) ボランティアリーダーを育てる ································· 〔太田　崇・竹田徳則〕 46

(1) 研修の開催時期 ··· 46

(2) 研修開催に向けての準備 ··· 46

　　GUIDE ボランティアリーダー養成研修の内容例 48

3) 「通いの場」を開所する ··· 〔岡田栄作〕 52

4) キックオフから開所まで－8つのポイント－ ··················· 〔岡田栄作〕 54

5) 「通いの場」づくりの実例 ··· 〔中村廣隆〕 58

(1) 「通いの場」の立ち上げ―準備期― ··· 58

(2) 「通いの場」の立ち上げ―実行期― ··· 59

column	行政の支援内容を具体的に伝えよう 〔大田康博〕 40

「思わず参加したくなる」仕掛けづくり

―行動科学を学んでみませんか― 〔近藤尚己〕 61

Q&A	住民ボランティアって，長続きしないのでは？ 〔中村廣隆〕 41

第3章 運営・拡大期 64

モデルとなる，最初の活動の場（住民の「通いの場」）が立ち上がったら，それらを安定的に運営していくこと，他の地域へと「通いの場」を拡大していくことにも目を向ける。活動の主体は住民が担うが，より円滑に，効果的に運営されるよう，市町村は引き続き相談対応や支援の形で関わる（住民と市町村で役割分担し，活性化を図る）。

◆第3章のポイント 〔近藤克則〕 64

1）「通いの場」を安定的に運営する 〔近藤克則〕 65

2）「通いの場」を拡大する 〔近藤克則〕 66

column	サロン活動のマンネリ化防止策―愛知県武豊町の場合― 〔小林美紀〕 68

Q&A	男性のボランティアや参加者を増やすには？ 〔近藤克則〕 67

ボランティア同士の競争を避けるには？ 〔近藤克則〕 67

第4章 評価期 〔相田　潤〕 70

活動の継続＝公費投入には，参加者数の把握や，介護予防効果および費用対効果の評価が必要となる。評価を行うために必要なデータは，事業開始時／開始前から収集する必要がある。どのようなデータを，誰が，どのように収集し，また，評価・分析するかを計画しておく。評価と，それに基づく活動の見直しの積み重ねが，地域での活動の継続，コミュニティの（再）構築へとつながっていく。

◆第4章のポイント 70

1）評価計画を立てる 71

2）評価に必須の5つの情報を集める 72

3）評価・分析する 74

補章　地域診断の実践　　76

第1章で言及した，地域診断に便利なオンラインツールの具体的な使い方，活用事例を紹介する。

1）「地域マネジメント支援システム」（JAGES HEART）を使った地域診断の手順
〔中村廣隆〕　76

2）地域診断を活用した取り組み事例　83

千葉県柏市〔前田梨沙・横山芽衣子〕　83

千葉県船橋市〔前田梨沙・横山芽衣子〕　86

神奈川県横浜市〔前田梨沙・横山芽衣子〕　87

長野県松本市〔前田梨沙・横山芽衣子〕　90

愛知県東海市〔前田梨沙・横山芽衣子〕　92

愛知県名古屋市〔佐々木直子〕　94

> column　「見える化」システムと JAGES　〔近藤克則〕　82
>
> Q&A　統計の知識がないのですが……　〔中村廣隆〕　82

● 付録：コピー／ダウンロードして使える資料集　99

● 索引　109

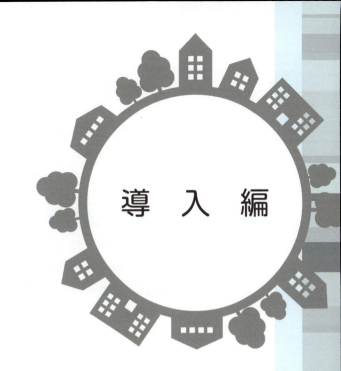

「地域づくりによる介護予防」とは

本書で紹介する「地域づくりによる介護予防」とは，高齢者が歩いて行ける身近なところに「通いの場」が多数ある地域づくりを進めることで，外出目的や，趣味や運動をする機会や場，支え合い，居場所，役割などが得られ，介護予防と健康長寿社会を実現することを目指す取り組みです。

1) 何をすればよいのか

すべての高齢者の徒歩圏内に対して「通いの場」づくりを目指すとなると，多数の「通いの場」や運営担当者が必要となります。そのため，この取り組みは，市町村ではなく，住民が主体となって進められることが重要です。市町村の役割は，住民の主体的なアクションを引き出し，住民ボランティアによる自立した地域づくり活動を側面から支援することです。

「通いの場」には，さまざまな形があります。住民が運営する「サロン」「カフェ」「地域の茶の間」などの「拠点型」に加え，ウォーキングサークルなどの各種スポーツ，趣味やボランティア，学習の会などの「活動型」，NPOや企業によるサービスなどもあります（p.14：第1章のコラム「どんな『通いの場』にするか」参照）。

2) 期待できる効果

2007～2012年の5年間の追跡調査の結果，愛知県武豊町の「通いの場」参加者では，要介護になる人が半減しました（図0-1）[1]。

そのほかにも，
・社会参加をしていると，うつになるリスクが半減する[2]。
・人との交流が週1回より少ない人では，要介護と死亡のリスクが約1.4倍高い[3]。
・1人で運動している人より，グループで運動している人の方が，要介護になりにくい[4]。

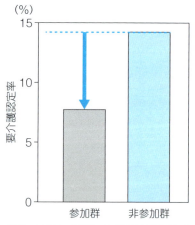

図0-1　「通いの場」参加による要介護認定率の変化[1]

・地域の活動や，スポーツや趣味の会に参加している人が多い地域では，転倒や
うつ，認知症リスクをもつ人や，要介護の人が少ない[5]。

など，住民ボランティアによる「通いの場」づくりが介護予防に寄与することが確
認されています。

3) 具体的な進め方―4段階のプロセス―

「地域づくりによる介護予防」のプロセスは，市町村の大きさや，地域づくりの経
験の有無，公共施設やNPO・事業者といった社会資源の豊かさなどによって，必要
な期間も進め方もさまざまですが，おおむね，次の4段階に分けられます。モデル
事業の立ち上げには，通常，1年ほどかかります。

---

① 共通認識の形成期（必要期間：数か月～1年程度）

関係者の間で，必要性や目指す姿，今後の取り組み方のイメージを共有する。

② 運営主体の形成期（必要期間：2・3か月～半年程度）

「通いの場」の運営の担い手となる意志のある住民が集まり，知恵を出し合い，
ルールや計画をつくり，役割分担をして，モデルとなるプログラムを創出する。

③ 運営・拡大期

数か所のモデル的取り組みから，市町村内のあちこちに拠点や活動を増やして
いく。

④ 評価期

地域別の参加人数や介護予防効果の評価などを行う。必ずしも最後に行うわけ
ではなく，当初から計画的な取り組みが必要となる。

手順は，市町村の大きさや，これまでの住民主体の活動の経緯や蓄積の度合いに
よって異なってきます。小さな町村や，すでに住民の活動が盛んなところでは，共
通認識の形成期や運営主体の形成期を短期間でできてしまうこともあります。一
方，政令指定都市などの大きな都市や，経験がないところでは，ていねいに積み上
げる必要があり，時間がかかります。

見たこともない取り組みになる場合には，現地視察や動画（p.5：コラム「動画・
スライドの活用を」参照）の活用が有用です。

「実践編」の各章では，各プロセスにおけるポイントと"To Do"を解説します。
全体像は，表0-1のとおりです。

表 0-1 「地域づくりによる介護予防」のプロセス全体像

① 共通認識の形成期（⇒第 1 章）
1）市町村担当職員を対象に研修会を開く
2）ファシリテーションを学ぼう
3）住民を対象に研修会を開く
② 運営主体の形成期（⇒第 2 章）
1）ボランティア候補者を対象に研修会を開く
2）ボランティアリーダーを育てる
3）「通いの場」を開所する
4）キックオフから開所まで―8 つのポイント―
③ 運営・拡大期（⇒第 3 章）
1）「通いの場」を安定的に運営する
2）「通いの場」を拡大する
④ 評価期（⇒第 4 章）
1）評価計画を立てる
2）評価に必須の 5 つの情報を集める
3）評価・分析する

引用・参考文献

1）Hikichi, H., Kondo, N., Kondo, K., *et al.*(2015)：Effect of a community intervention programme promoting social interactions on functional disability prevention for older adults：propensity score matching and instrumental variable analyses, JAGES Taketoyo study. *J. Epidemiol. Community Health*, 69(9)：905-910.

2）Takagi, D., Kondo, K., Kawachi, I.(2013)：Social participation and mental health：Moderating effects of gender, social role and rurality. *BMC Public Health*, 2013 Jul 31；13：701. doi：10.1186/1471-2458-13-701.

3）斉藤雅茂, 近藤克則, 尾島俊之, 他（2015）：健康指標との関連からみた高齢者の社会的孤立基準の検討―10 年間の AGES コホートより―. 日本公衆衛生雑誌, 62（3）：95-105.

4）Kanamori, S., *et al.*(2012)：Social participation and the prevention of functional disability in older Japanese：The JAGES cohort study. *PLoS One*, 7（11）：e51061.

5）林尊弘, 近藤克則, 山田実, 他（2014）：転倒者が少ない地域はあるか―地域間格差と関連要因の検討：JAGES プロジェクト―. 厚生の指標, 61（7）：1-7.

column 反省から生まれた「地域づくりによる介護予防」

2006年度から2014年度までの介護予防施策では，健診の場や，郵送される基本チェックリストを使って，要介護状態に陥るおそれのあるハイリスク高齢者を見つけ出し，介護予防教室に誘っていました。しかし，このようなハイリスクアプローチでは，対象者の選定に多くの費用がかかるのにもかかわらず，参加者が高齢者人口の0.8％にとどまったなどの課題が見えてきました。

その反省から生まれたのが，対象者を選別せず，誰でも参加できる「地域づくりによる介護予防」です。その後，このアプローチの方が参加することに抵抗感がなく，かえって多くのハイリスク者が参加することがわかってきました。

動画・スライドの活用を

サロンの様子を収録した動画や，職員・住民向けの研修会で使うことを想定したスライド集を，JAGES のホームページ（https://www.jages.net/）からダウンロードできます。

動画は，すでに10年の取り組み実績があり，介護予防効果があることが検証されている，愛知県武豊町のサロンやボランティアの様子などを収録し，① ボランティア向け，② 参加者向け，③ 市町村職員向け，④ 視察者向けに編集したものの4本があります（巻末付録も参照）。

スライドは，JAGES の研究による科学的な根拠（エビデンス）や先駆的な取り組み事例などをまとめたもので，p.3 の □□ に示した4期に分けて用意してあります。

これらは，厚生労働省と国立研究開発法人 日本医療研究開発機構（Japan Agency for Medical Research and Development；AMED）の研究助成と，現場の方々からのご意見を受けて作成されたものです。

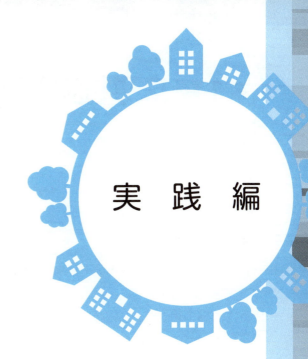

各プロセスにおける進め方のポイント

第1章 共通認識の形成期

必要期間：数か月〜1年程度

第1章のポイント

地域づくりは，関係者間で認識を共有することから始まります。

認識を共有する関係者には，
- 介護予防に関わる行政職員
- 地域づくりに関わる行政職員
- 地域包括支援センター，社会福祉協議会
- 介護や保健・医療に関わる事業者や専門職団体，NPO，企業
- 自治会長や区長，老人クラブ役員，民生委員，地域で活動するボランティアなど，地域住民の世話役

など，幅広い人々が含まれます。行政関係者だけでなく，地域の組織や，地域のリーダー，世話役まで巻き込むことがポイントです。

共通認識を形成するための研修会を，参加対象を広げながら必要に応じて数回にわたって開催し，
- 「地域づくりによる介護予防」の必要性
- 取り組みのイメージや方向性
- 立ち上げや運営の方法

などについての認識を共有します。

市町村の規模などによって，数か月〜1年ほどかかります。

MEMO

1）市町村担当職員を対象に研修会を開く

(1) 最初に共有するべき4つのこと

「地域づくりによる介護予防」事業は，中心となるメンバー同士で話し合うことからスタートします。キックオフに向けた話し合いでは，次の4つの点をメンバーで共有します。それぞれについて，具体的状況を想定しながら，見ていきましょう。

① 必要性と課題―なぜそれが必要か，現状の課題は何か―

どのような活動をするにしても，現状把握と目指すべきゴールを定めることが必須です。現状把握には情報が必要です。質的・量的な地域診断データ（(4) および補章の1) を参照）を活用します。関係者同士が集まり，一緒に自分たちの地域の状況について知り，議論します。

例） A町では，山間地域の過疎化が進み，独居高齢者の閉じこもりと孤立が懸念されている。調査によれば，週1回も外出しない人が8％と，市街地より5ポイントも高かった。山間地域での閉じこもり対策と，社会参加の機会の提供が必要と思われた。町会活動は盛んだが，そういった既存のグループになじめない人が閉じこもっている傾向がありそうだ。

② 到達目標―目指すべき方向性とゴールは？―

目指すべきゴールを，関係者と共有します。地域の「あるべき姿」に向けて，自分たちの取り組みが，どのように貢献できるかを考え，具体的な到達目標を設定します。

公衆衛生の観点からは，事業の対象者のうち，どれだけの人が事業の恩恵を受けられるか（介入カバレージ），特定の集団や地域には恩恵が行き渡らないという状況が起こらないか（地域格差・公平性）に配慮する必要があります。

例） 閉じこもり防止のための取り組みを全地区で展開する一方，特に閉じこもりが多い中山間地のA地区には重点的に介入する。中山間地の閉じこもりの割合を年間1％ずつ下げることで，地域格差の是正を図る。

市街地と中山間地の閉じこもり割合の差を2％未満にする，といった具体的な目標を設定できます。

③ 資源―必要な人材や連携，資源は何か―

方向性やゴールの共有と合わせて，必要な，あるいは活用できそうな資源についても，検討します。部署同士の連携は，強力な「資源」（ソーシャル・キャピタル）となります。多部署との連携を最初から強く意識し，追求しましょう。

「地域づくり」は，多くの部署が絡む課題です。単独で取り組むことは，時に大きな無駄や，他の部署との軋轢を生みかねません。また，似たような課題について複

数の部署から投げ掛けられると，住民も困惑します。

例）活動のコアとなる住民を多く見つける必要がある。また，世代間交流を目指すには，教育・文化関連の部署とも一緒に取り組むのが有効であるし，山間地は農業に従事している人が多いので，農業振興課とも連携して進めたい。

一緒に参画してくれそうな部署を探し出して，協働できないか，検討しましょう。

④ 活動内容―どのような活動をイメージしているか―

「地域づくり」といっても，さまざまな形があります。

住民ボランティアによるサロンなどの，拠点型の「居場所」づくり，特定の活動（ウォーキングや小学校登下校見守りボランティア，伝統・文化の継承など）のためのネットワークづくり活動など，さまざまな取り組みが全国で実施されています。これまでの先進事例を参考に，自分たちの地域に今，最も必要な活動，実現できそうな活動は何かを考えます。

例）既存の町会活動だけでなく，新しい，緩やかで，幅広いつながりを生み出すことのできる「通いの場」づくりや活動ができないか。

世代間交流は人気があります。町会など，既存組織の中心メンバーの関与は必要ですが，そうでない人や若手の活躍の場もつくることができれば，いろいろな人が参加できます。

(2) 研修会を開く

主要メンバーで認識を共有したら，次は，職員向けの研修会を開きます。

研修会では，介護予防の重要性や最新の政策動向の確認の後，参加型のワークショップなどで，上記の「必要性と課題」「到達目標」「資源」「活動内容」の理解を深めます。

1回の研修会では難しいこともあります。また，参加者が義務的な感覚で消極的に参加するようでは意味がありません。「次も来よう」と思ってもらうことが大切です。動機づけと信頼関係づくりを意識しましょう。

ポイント

・参加型のワークショップで，全員が発言できるようにする。

・ワークショップのファシリテーションに役立つ方法を活用する。

　たとえば，ブックレット『小さな工夫でコミュニケーションの質を高めよう』には，コミュニケーションの質を高める工夫や具体的な進め方がわかりやすく書かれている。日本老年学的評価研究（JAGES）のホームページ（https://www.jages.net/）からダウンロード可能。

・負担にならない時間設定をする（初回は2時間程度）。

・「自分の業務にも役立ちそう」という感覚をもってもらうことを目指す。

・対象地域の中の，小地区ごとの地域診断結果や住民の特性（性別，年齢層，職業，世帯構成，生活水準／所得など）ごとのデータを活用すると，自分事化（地域づくりによる介護予防を自分の仕事としてとらえること）ができ，盛り上がる。厚生労働省が運営している，地域包括ケア「見える化」システム（https://mieruka.mhlw.go.jp/），また，JAGES に参加している市町村では，「地域マネジメント支援システム」（JAGES HEART）（https://www.jages.net/）などを活用するとよい（（4）および補章の1）を参照）。

・研修会の参加の呼び掛けには，トップダウンの号令が効果的。ただし，できるだけ早く主体性をもって取り組んでもらえるような動機づけを目指す。

(3) 進め方について合意形成する

進め方についての合意形成は，次のような2段階で進めます。

・まずは，部署内のメンバーでしっかりとタッグを組む。
・次に，連携すべき関連部署を巻き込む。

それぞれの段階に即して，メンバーを集め，研修会などを実施します。
また，合意形成では以下の2つのポイントがあります。

① 強い信頼関係を築こう

膝を突き合わせた会合を繰り返すことで，当事者同士の信頼関係が強くなります。信頼関係を強くすることも，事業成功の大きな秘訣です。

② ウィン-ウィンの関係づくりを目指そう

関連部署との連携を進める際に重要なのは，互いにウィン-ウィンの関係づくりを目指すことです。連携相手の部署の業務をよく理解し，相手の利益になるように話を進めましょう。

たとえば，「介護予防のための連絡会議」としてしまうと，介護を業務としていない部署は参加しづらくなります。一方，「高齢社会対策のためのまちづくり連絡会議」などとすると，高齢社会対策やまちづくりを担当としている部署を巻き込みやすくなります。

住民のボランティア組織を巻き込むときなども，「介護予防のために力を貸してください」と誘うよりも，「出番を増やしませんか」と誘うなど，相手の興味・関心やメリットに訴える呼び掛けを工夫してみましょう（第2章も参照）。

(4)「地域診断」で地域の課題を把握する

「地域づくりによる介護予防」を始めるために，「地域にどのような課題があるのか」「どの地域に優先的に取り組むのか」を把握しましょう。オンラインツールを使って「地域診断」を行います。下記の2つのウェブサイト上のツールが便利です。

地域包括ケア「見える化」システム　URL：https://mieruka.mhlw.go.jp/

日本老年学的評価研究（JAGES）　URL：https://www.jages.net/

使い方の詳細や活用事例は，補章で紹介します。

Q どこから手を着ければよいのでしょうか

A 地域づくりは，地域を知ることから始まります。地域に赴き，地域の課題や強み，社会資源を知ります。地域には，リーダー役の心強い住民がいるはずです。その人と介護予防の課題を共有します。そして，次にとるべきアクションのアイディアを練ります。

GUIDE 市町村担当職員向け研修会の内容例

「地域づくりによる介護予防」に際しては，職員の間で地域づくり型の介護予防の意義と成功事例についての理解を共有することが必要です。

表1-1は，「共通認識の形成期」を前提にした研修プログラムの例です。

また，提示するスライドの例も併せて示しています。これらは，こうした研修で活用されることを想定してつくられたもので，JAGESのホームページ（https://www.jages.net/）からダウンロードできます。

参加者の集中力と日程調整のしやすさを考慮すると，1回のプログラムは2時間程度が妥当だと考えられます。また，外部講師などによる講演・話題提供を中心に構成された研修が多く見られますが，そうした講演型の研修だけで，専門職の「自分事化」を促すのは，容易でありません。

そこで，ここでは講演や話題提供を短くし，参加者同士が話し合うワークショップの時間をメインにしています。なお，市町村担当職員から，「課題共有だけでなく，ファシリテーションスキル（2）を参照）の向上や，住民参加型研修にかかる不安の解消につながる研修を受けたい」などの声が聞かれたら，そうした要望に応える研修・講座の準備も必要です。

表 1-1　市町村担当職員向けの共通認識の形成を目的とした研修プログラムの例

●ねらい：「地域づくりによる介護予防」に関する課題を共有すること。

オリエンテーション （目安 5 分）	・挨拶，本日の目的・進め方，など。
講演・話題提供 （目安 30 分）	・介護予防などをめぐる政策動向：一般介護予防事業の意義と課題の再確認。 ・地域診断とは何か／地域診断システムの活用法。 ・地域診断を活用した先進事例の紹介。
ワークショップ① （目安 30〜40 分）	※ 1 グループ 6〜7 名。 ・地域の特徴や重点課題・地区を整理する。 　専門職として，現在，何が・どこが課題なのかを共有する。 ・出された課題や強みと，地域診断結果を比較してみる。 　地域診断結果を見た感想や意見（「予想どおり」や「意外な結果」），考えられる背景や原因などを発言してもらう。
全体共有① （目安 5〜10 分）	司会などが各グループ（テーブル）を回り，主要な意見を紹介する。
ワークショップ② （目安 20〜30 分）	・課題に対してどのような対策がありうるのかを話し合う。 例：会食の場を開く，多部門での情報共有の場を設ける，など。
全体共有② （目安 15 分）	・各グループから出された意見・アイディアなどを紹介し，質疑する。
まとめ （目安 5 分）	・挨拶，本日の感想，次回の予定，など。

〔使用するスライド例〕

データに基づく地域診断の結果から，重点課題・地区を抽出し，当該地区で高齢者サロンの開設に至った先進事例をいくつか提示。そこから地域診断の活用プロセスを理解した上で，日ごろのエピソードを共有しながら，データをもとに当該地域の特徴や重点課題・地区を考えてもらう。

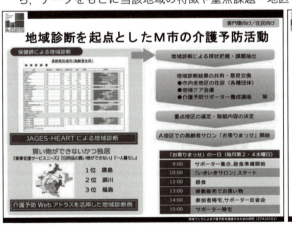
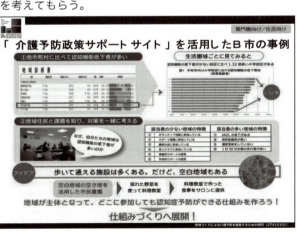

AMED 研究班 2016 年エビデンス集 ver 3.5（https://www.jages.net/library/slide-movie/）より

第 1 章　共通認識の形成期

column

どんな「通いの場」にするか—「拠点型」と「活動型」—

　「通いの場」には，「カフェ」や「茶の間」といった地域住民の集いが中心の「拠点型」や，運動や趣味の活動が中心の「活動型」など，さまざまな形があります。

　ここでは，「拠点型」と「活動型」，それぞれの長所や短所，実践例を紹介します。「通いの場」のイメージづくりの参考にしてください。

● 住民の集いが中心の「拠点型」

〔長所〕

　「カフェ」や「茶の間」など，固定された場での集いが中心の「拠点型」は，小中学校区などの地区ごとに展開します。運動や趣味の活動が中心の「活動型」には，広域から参加者が集まりますが，「拠点型」は，近隣の高齢者が気軽に集えることが特徴です。そのため，参加者同士に顔見知りが多く，安心して参加できます。

　また，① 集まって会話すること自体が楽しい，② 会話の機会がない近隣の人と交流できる，③「通いの場」への外出や，そこで習う簡単な体操などの習慣化で健康維持につながる，④ 閉じこもりがちな高齢者に声掛けをするきっかけになる，などの長所があります。

　さらに，「通いの場」を支えるボランティアにとっては，「健康づくり」や「介護予防」にとどまらず，「自分の住む地域の課題（たとえば，閉じこもりがち，認知症高リスク，買い物難民など）を改善していこう」という目的を共有できるため，地域のさまざまな立場の人（自治会，老人クラブ，商工会，民生委員など）の協力を得やすいという長所もあります。

〔短所と解決策〕

　短所としては，地区ごとに順次開設されることが多いため，地区によっては開設時期が遅れることがあげられます。市町村のどの地区から手掛けていくかについて，データに基づき関係者間で合意を得ながら進めていくことが必要です。

　また，前述の「顔見知りが参加する」という長所は，時に短所にもなります。参加者や運営ボランティアから，「顔見知りばかりなので，かえって気づまりがする」という声が聞かれることもあり，あえて自分の地区から離れた拠点に参加する人もいます。

　このため，準備の負担は増しますが，少し離れた地区 2～3 か所での開設を検討してもよいでしょう。複数の場所に開設する場合は，そのうち 1 か所を，より広い地域から参加者を募る「活動型」（運動や趣味など）の「通いの場」にするのもよいでしょう。

立ち上げ・運営の実践例

愛知県知多郡武豊町（人口 4.25 万，高齢者人口 0.9 万，高齢化率約 21％）

　2007 年 5 月に 3 か所の「憩いのサロン」を開設。その後，年々，会場を増やし，2018 年 10 月には町内 13 か所にまで広がっています。開設準備（6 か月程度）から開設後 1 年間は，町と

社会福祉協議会から人的支援がありました。その後，ボランティア中心に運営されますが，町は各会場の運営状況を把握しており，社会福祉協議会がボランティア活動保険（ボランティア個人のケガや賠償責任を補償する保険）への補助をするなどのサポートをしています。登録ボランティア数は，2018年10月末時点で，のべ337名に達し，参加者数は，2018年度では，10月末時点（4〜10月）でのべ7,900名を超えており，年度末（3月末）にはのべ1万人を超える見込みという規模で展開されています。

長崎県松浦市（人口2.5万，高齢者人口0.75万，高齢化率約30%）

　介護予防関連データを見える化するためのオンラインツール「介護予防Webアトラス」を用いて分析したところ，市内7地区の中で，1人暮らし高齢者が多く，買い物難民や閉じこもりが集積している地区があることが改めて確認されました。その結果について，自治会や民生委員，食生活改善委員，住民などと共有し，意見交換会などを重ねて，2014年4月より，当該地区に，高齢者が気軽に立ち寄ることのできる「お寄りまっせ」（月2回）が開催されるに至っています。ボランティア手づくりの昼食提供，民間事業者の移動販売車での食料・日用品販売などにより，地区の健康づくりだけでなく，「社会環境の改善」や「健康格差の縮小」にもつながっています。

● 運動や趣味の活動が中心の「活動型」

〔長所〕

　運動や趣味の活動が中心の「活動型」の「通いの場」は，同じ活動に興味をもった参加者が集まるため，参加者同士が仲良くなりやすいという長所があります。また，「通いの場」を支えるボランティアにとっては，「何をするか」が明確なため，毎回プログラムを考えるなどの悩みが少なく，参加者募集時にも説明がしやすいです。加えて，ボランティアを募集する際にも，活動のイメージが明確なため，人が集まりやすい，というのも長所です。さらに，参加者にとっては，運動・スポーツを通じ，① 参加するほど技術や体力が向上する，② 競争が刺激となり，活動が盛り上がる，③ 住民同士が教え合い，グループで競うことで，一体感や連帯感が生まれやすい，④ 屋外での活動なら，公共施設の確保や利用手続きが不要，などのメリットがあります。

〔短所と解決策〕

　短所としては，特定の活動を行うため，その活動に興味のない人は参加しない，という点があげられます。ただし，地域に多様なサークルや会が存在すれば，この問題は解決されます。

　また，運動・スポーツ活動の「通いの場」では，ボランティアの方が上手なため，初心者が「上から目線で指導された」「怒られた」などの不満をもつことがあります。これについては，ボランティア養成時に，参加者と接する際の心構えについて学ぶことで回避できます。

立ち上げ・運営の実践例

活動内容が決まっているタイプ：「スクエアステップサークル」（茨城県笠間市）

　特定の運動（スクエアステップ）の講習を受けた住民の「運動リーダー」が，各地で自主的な

サークルを開催している取り組みです。行政が開催したスクエアステップ教室の参加者の一部が，ボランティアリーダー養成研修に参加しました。研修は，週1回，計5回実施され，研修参加者はスクエアステップの指導法に加え，準備運動・整理運動，レクリエーション，体力測定の進め方などを学びました。研修の後半では，地域での展開に向けて，地域資源を探し，グループ討論を行いました。

2009年の開始から2018年7月末までにリーダーが約210名養成され，約40か所のサークルが運営されています。リーダー以外の会員も，600名以上になっています。

活動内容を自分たちで考えてもらうタイプ：「元気塾」（神奈川県横浜市瀬谷区）

行政が住民の中からボランティアを養成し，地域のニーズに合わせた運動をボランティア自身が選び，各地で展開している取り組みです。ボランティア養成は計4回（1回2時間）の研修で行われました。研修内容は，まず参加者が地域住民へインタビューして，地域のニーズや地域資源について情報収集しました。集めてきた情報をもとに企画を立て，その企画を実践し，最後に活動の発表会を行いました。3年間で55名が養成され，7つの活動が新たに立ち上がりました。活動内容は，最も多かったのがラジオ体操で，その他に体操サークルやウォーキングの会などもありました。

立ち上げから10年目の2018年現在も継続されていますが，ボランティア自身の高齢化などの新しい課題も生じています。

2）ファシリテーションを学ぼう

住民主体の地域づくりを進めるには，ファシリテーションのスキルが有用です。

地域づくりでは，従来の行政で行われてきたような，事前に用意したシナリオに沿った会議進行や，事前に決めておいた案を会議で承認するような進め方は，不向きです。地域づくり活動では，担い手となる住民ができること，したいことを引き出し，合意形成を図るプロセスが不可欠だからです。住民に，「自分たちで地域の課題をなんとかしなければ」と考え，行動してもらうために役に立つのが，ファシリテーションの考え方とスキルです。

ファシリテーションとは，集団活動において，参加者が発言しやすい場づくりをし，話の流れを整理し，相互理解と相互作用を促すことです。その地域にとって最善の答えは，外から来た講師ではなく，住民など，当事者の中にあると考えます。

ここでは，ファシリテーションのプロセスを，次の4つに分けて考えます（図1-1）。

1つ目は，「場をつくる」。何を話してもよい場所であること，安心して話せる場所であることなどを理解してもらい，話しやすい環境の設定やルールづくりが重要となります。

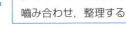

図 1-1　ファシリテーションのプロセス

　2つ目は,「よく聴く」。聞き役に徹して相手の意見を引き出すことが大切で,わかってくれている,話していて楽しいと思ってもらえれば成功です。

　3つ目は,「テクニックを活かす」。発言者の意見が見える形で表現されることで,齟齬がないか確認することや,考えの整理をすることができます。

　4つ目は,「最後に！　まとめる」。発言しっぱなしよりも,話し合いの結果が出せた方が達成感を得やすいので,次も参加してみようと思えます。これらの詳細については,後で説明します。

　ファシリテーションのスキルがあれば,地域づくりにおいても,楽しいグループワークで,住民が互いの知っていることや強みを理解し合いながら,課題や計画を徐々に具体化していくことができます。

〔ファシリテーターの役割・効果〕
・自由に議論しても整理してくれる。
・発散しっぱなしにならない（満足度低下防止）。
・収束がうまくいくと,論点がブレない。
・霞がかった状態が解消し始め,全体像が見えてくる。
・広い視野と高い視点で場を見てくれる。
・合意に達するまでの時間を短縮できる。
・参加者間の相乗効果を引き出せる。
　→相乗効果を発揮させるには,「自由に安心して意見を交換できる場」をつくる。
・合意形成がしやすい。
　→チームの問題を他人事にせず,「よし,やってみよう！」「自分がやらずに誰がやる！」という気持ちにさせる。

（1）講師を探そう

　皆さんの周辺にも，ファシリテーションが得意な人はいるはずです。たとえば，ヘルスプロモーションなどの地域保健，社会福祉協議会などの地域福祉，作業療法士や理学療法士などの地域リハビリテーションの専門職，大学やNPOなどの職員といったまちづくりの専門家，あるいは，日本ファシリテーション協会の会員などです。ファシリテーションについての講義をしてもらったり，体験させてもらったりしてみましょう。「百聞は一見に如かず」です。

　受講者としては，行政職員のほか，地域包括支援センターや社会福祉協議会などの地域づくりを支援する専門職・機関職員，地域のNPOやボランティアなどが考えられ，地域づくりの支援に関わる意志のある人に，ファシリテーションを学んでもらうと，次のステップへ進みやすくなります。

（2）最低限のファシリテーションのポイント

　ファシリテーションのポイントは，先ほど示した，「場をつくる」「よく聴く」「テクニックを活かす」「最後に！　まとめる」の4つです。

　ここでは，具体的に，保健師などの職員が，住民を対象に，地域の健康課題について話をする場面を想定し，当てはめながら見ていきましょう。

① 場をつくる

　「この場をなぜ設けたのか」「終了時に何を目指すのか」を明確にしましょう。参加者は緊張していて，「一体，どんな話をされるのだろうか」と警戒しています。

> 参加者：（シーンとしていることも多い）
>
> 保健師：皆さん，こんにちは。今日は，データから得られた，地域の健康課題を見てもらおうと思います。また，皆さんには，データの裏付け──なぜこのような結果になっているのかを考えてもらうために，グループで話し合っていただきます。まず，地域にはどのような社会資源があるのか，どのような取り組みがあるのかを，出し合ってみてください。
>
> 参加者：（じっと聞いている）
>
> 保健師：皆さんがお話ししやすいように，私が進めていきますね。自由に発言していただいてかまいません。発言者に責任が生じることもありません。思ったことをたくさん話してもらえれば，私と書記（板書係）が形にしていきます。安心してお話しください。

　コツは，警戒心を解き，場を和ませ，自由に発言してもらえる場をつくることです。はじめにジョークなどでアイスブレイクをするのもよいでしょう。場づくりの出だしでは，場の趣旨を理解してもらい，参加者に何をしてもらいたいのかをきちんと伝えることが大切です。

> **ポイント**
>
> ・**目的**：なぜ，自分たちが集まっているのかを共有する。
>
>   例）地域の課題を，皆さんの知恵を活かして解決していきたいと考えています。
>   お力を貸してください。
>
> ・**目標**：本日のゴール（終了時にどのような成果が得られるのか）を示す。
>
>   例）今日は，データを見ながら，地域の健康状態を知ってください。
>
> ・**進め方**：いつまでが発散か，いつから収束させるのか，どの時点でアクションを
>   起こすのか，プランを作成する。
>
>   例）（タイムスケジュールを示して）このような流れで進めていきます。時間に
>   なったら声を掛けますので，テーマに沿って話し合ってください。
>
> ・**役割分担**：ファシリテーター，書記（板書係），タイムキーパー，発表者などの役
>   割を決める。
>
>   例）それでは，自己紹介が済みましたら，役割を決めてください。
>
> ・**グランドルール**：本日の約束事を示す。
>
>   例）発言は自由に，相手の意見は最後まで聞く，否定しない，突飛な意見も大歓
>   迎，など。

② よく聴く

　ファシリテーターの経験談でよく聞かれるのは，「次にあれをして，これをして……！」と考えて，パニックになってしまうことです。しかし，最も大切なことは，参加者の声を「よく聴く」ことです。答えは参加者の中にあります。「参加者の中にある答えを引き出す」という意識で，「よく聴く」ことを実践しましょう。

保健師：Aさんはどう思われますか。

参加者A：やっぱり，運動する場所が多いから，体の不調を訴える人が少ないんじゃない
　　　　かな。

保健師：（うなずきながら）そうですか。運動する場所が多い地域なんですね。たとえば，
　　　　どんな場所があるのでしょうか。

参加者A：公園の運動場があるね。あと，小学校の体育館もあるね。

保健師：（Bさんが話したそうに，前のめりの姿勢になっていることに気づき）ほかに
　　　　は……Bさん，どこかありますか。

参加者B：ゲートボールを，公民館の隣でもやってるよ！

　ここで大切なのは，Aさんの話しやすい雰囲気をつくるために，「よく聴く」姿勢をとることです。うなずき，相づちなどは基本です。Aさんの意見を繰り返す，具体例をたずねるなども，話題を広げていくのに効果的です。

　また，皆に話してもらうために，全体に気を配りましょう。発言したい気持ちに

なっている人は，姿勢や表情に変化が現れています（非言語メッセージ）。観察してみてください。

> **ポイント**
> ・**傾聴**：応答のサインを上手に使う。うなずく，相づちを打つ，復唱する，質問する（具体化する），要約するなど。
> ・**応答**：共感の気持ちを伝えつつ，発言や対話を促進する。
> →他のメンバーに発言を促す（ファシリテーター自身が冷めていては NG，ややノリ気味で）。
> ・**観察**：話したそうな人，まだ話していない人に発言を振る。

③ テクニックを活かす

ファシリテーションに慣れてくると，進行しながら板書も同時に行います。しかし，慣れないうちは，板書係と進行係を分けてもよいでしょう。

実は，「もう一人のファシリテーター」といわれるのが板書係です。板書のメリットは，参加者の自由な意見がいつの間にか形になっていくのを，皆が実感できることです。

ただし，板書に気をとられすぎないよう，注意が必要です。板書をしても，ファシリテーションの基本は傾聴であることを忘れずに。

a．板書のテクニック

参加者が論点を共有できるように板書していきます。板書では，次のようなポイントを意識します。

慣れないうちは，付箋（ポスト・イット®）を使用するのがおすすめです。付箋1枚につき1発言を記入します。短い文章でまとめるため，参加者も見やすく，並べ替えがしやすく，意見がまとまりやすいことが特徴です。

・発言を選んで書く。

すべての発言を書くのではなく，テーマに合ったものや重要だと思ったものを書く。

・発言を要約する。

発言から重要と思うキーワードを抜き出す。ただし，まとめすぎると意味がわからなくなる。

・同じ発言をグループ化していく。

似た内容の発言は，ひとまとめにすると見やすい。

・グループ化したものに題名をつける。

グループ化したものに題名（見出し）をつけると，要約できる。

・関係づけをする。

矢印をつけてグループ同士をつなぐと，関係性が整理できる。

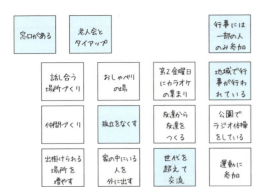

図1-2　見出しやつながりがわかりにくい例
同じ意見はまとめてあるが，何がまとまっているのか，一つ一つ読まなければ理解できない。つまり，このグループで出た意見の特徴をすぐにとらえることができない。

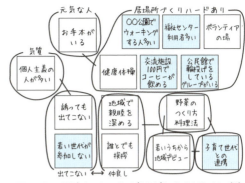

図1-3　見出しやつながりがわかりやすい例
同じ意見がまとまっていて，どんなテーマなのかという見出しも立てられているので，このグループで出た意見の特徴がすぐにわかる。線で結ばれている意見は関連するものであり，意見のつながりもわかりやすい。

・適切な発言を促す。
　発言を聞きながらも，書き出そうとしなければ，論点に沿った適切な発言になっていないことが相手に伝わる。一方，板書係が一所懸命に書いていれば，参考になる発言であることが伝わる。

　具体例で見てみましょう。
　図1-2 は，板書に慣れていない人の例，図1-3 は，慣れている人の例です。

b. 板書を活かしたファシリテーションのテクニック
　図1-3 で示した，慣れた人の板書を使って，ファシリテーターが話をまとめていきます。

（話が盛り上がりすぎて，脱線してしまった）
保健師：では，話をちょっと戻しましょうか。
　板書を見てもらうと，運動できる場所は結構，ありそうですね（図1-4 ○の部分）。だけど，そこに参加するのは女性が多いので，男性が仲良くなれる場所や機会が必要そうですね。
　では，どのようなプログラム内容なら，男性が参加しやすく，運動ができるのか考えてみましょう。

　丸で囲んだもの同士でテーマが一言でまとまり，線でつながっていることで関連性がわかります。その結果，何を次に検討するのか導き出すことができ，テーマに沿った話に戻しやすくなります。皆で話し合ったことが可視化されている効果です。

21

第 1 章　共通認識の形成期

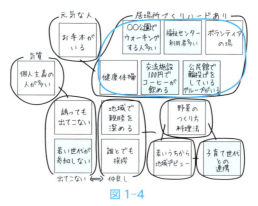

図 1-4
話し合ったことが可視化され，検討すべきテーマ
（◯）が導き出された。

> **ポイント**
>
> ・板書に気をとられすぎない。
>   ファシリテーションの基本が「傾聴」であることは変わらない。特にはじめは，しっかりアイコンタクトをとりながら話を聞く。
> ・論点を確認するために，板書を活用する。
>   時々，ファシリテーターが参加者の意識を板書に誘導する。話が脱線しそうなとき，論点に戻すことができる。

④ 最後に！　まとめる

「ファシリテーターは，常に話をまとめなければならない」と勘違いしがちですが，ファシリテーターのまとめは，最後の最後に，今日の成果が何だったのかを確認することだけでかまいません。参加者に，達成感と満足感をもって帰ってもらいましょう。

保健師：今日はありがとうございました。今回は，データから地域の健康課題を知ってもらい，そして，そのデータの裏付けを皆さんに話し合ってもらいました。この地域には，運動している人が多いことがわかりました。その背景としては，運動できる場所が多いということがあげられました。でも，意外と知られていない場所もありましたね。
　　　　また，課題は，男性の参加が少ないということでした。男性に参加してもらうためには，もっと工夫が必要そうですね。次回は，男性参加者を増やすためにはどうすればいいかを考えてみましょう。
　　　　皆さん，参加してみていかがでしたか。
参加者C：楽しかったよ。意外と知らないことがあったな。次はいつごろやるの？
参加者D：実感と合っていたね。次も参加したいな。

下記のポイントに沿って，板書されたものを中心に，話し合った過程を振り返ります。きれいな言葉でまとめようとせず，事実そのままの過程を説明してください。

また，最後には参加者から感想や質問を募るなどして，必要なら補足説明をしてください。次回の場づくりの参考になります。

ポイント

・今日の目的は何だったか，再確認する。
・目的に沿って，ワークした流れを確認する。
・今日，得られた成果を確認する。
・参加者の感想を聞く。

GUIDE　ファシリテーション研修の内容例

表1-2は，ある地域で実際に行われた，初心者向き「ファシリテーション研修」のプログラムの例です。これから一緒に始める仲間に，初めてファシリテーターをする人や，グループワークをどう進めればよいかわからない人などがいたら，ぜひ研修会を開きましょう。

研修では，まず導入として，ファシリテーターがいることのメリットを話します。

次に，先ほど紹介した，ファシリテーションの4つのポイントを伝えます。できるだけ具体的に伝えることが望ましいので，ファシリテーターを経験したことのある人に話をしてもらった方がイメージしやすいでしょう。

さらに，講義のみでは技術は身につきませんので，演習で体験をしてもらうこと

表1-2　ファシリテーション研修プログラムの例

●ねらい：グループワークの進め方やまとめ方など，技術の習得をすること。

オリエンテーション （目安5分）	・挨拶，本日の目的，進め方，など。
講演・話題提供 （目安60分） （適宜休憩）	・ファシリテーターを導入するメリット ・ファシリテーションの4つのポイント 　①場をつくる 　②よく聴く 　③テクニックを活かす 　④最後に！　まとめる
演習 （目安40分）	・ファシリテーション体験（場づくりと板書の練習）。
全体共有 （目安5〜10分）	・住民向けグループワークに向けて共通認識を深める。
まとめ （目安5分）	・挨拶，本日の感想，次回の予定，など。

が重要です。場づくりができれば，自然と話が盛り上がります。演習でファシリテーションの効果を体験してみましょう。

3）住民を対象に研修会を開く

職員内で合意が形成でき，ファシリテーションの技術を学んだら，次は，住民を対象とした研修会を開きます。

目的は下記のとおりで，このような流れで数回にわたって行います。

① 地域の課題を把握する（テーマ例：わがまちの健康診断の結果を知ろう）
② 地域の資源を把握する（テーマ例：わがまちの強みを知ろう）
③「通いの場」づくりのモデル事業のイメージを共有する（テーマ例：こんな「場」があったらいいのにな）

そして，そのイメージが共有できた人たちの中で，「やってみたい」という人を集め，次の段階，つまり，運営主体の形成（第2章）へと進みます。

住民向け研修会の対象者としては，自治会長や区長，老人クラブ役員，民生委員，地域で活動するNPO・ボランティアなどの地域住民の世話役といった人々が，関心をもってもらいやすいでしょう。しかし，地域の役員や世話役は，すでにいくつものボランティアを兼務していることがあります。地域の役職に就いていない高齢者や，退職前後の世代などにも，広く参加してもらうことを目指しましょう。そうした住民の中から，新しいボランティア活動者が誕生することもあります。地域の元保健師，歯科衛生士，作業療法士などが参加する例もあります。多様な人が集まることで，地域のもつ多面的な課題や社会資源の情報が得られます。

住民向けの研修会のねらいは，地域の課題やボランティア，地域づくりの重要性を理解してもらうことです。地域の課題や地域づくりを，「他人事」ではなく「自分事」「自分たちの課題」と感じてもらうことが重要です。

講義形式よりも，参加型のグループワークによるワークショップ形式（写真1-1）で行うことで，住民の主体性が引き出され，次の段階である，「通いの場」の運営主体の形成につながりやすくなります。

ワークショップ型研修会は，半日程度をかけて行います。ワークショップへの参

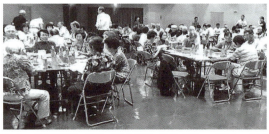

写真1-1　住民がアイディアを出し合うグループワークの風景

加の動機づけや参加者の拡大を目的とした，講義形式の研修会を組み合わせること
もあります。

　市町村の事務職員なら住民説明会，保健師などの専門職なら健康講話など，住民
に説明する機会には，さまざまなものがあるでしょう。これらの機会を使って，広
く浅く地域の健康課題を知ってもらうことから始めましょう。後ほど，例の中で示
すように，ボランティア活動などの社会活動が健康によいことを示し，ボランティ
ア養成につなげられるとよいでしょう。

　住民を対象とした研修会は，下記のような手順で開催します。

① 研修会を企画する

　研修会成功の秘訣は，開催前に水面下で調整を行っておくことです。民生委員や自
治会長といった地域のキーパーソンたちに個別にヒアリングなどを行って，住民が感
じている課題を引き出したり，行政がしようとしていることを事前に伝えたりします。

　そのようにして住民と行政で事前に認識を共有しておくことで，研修会当日に住
民の理解が得られやすく，目的が達成しやすくなります。事前の調整なしにいきな
り研修会を開くと，「行政に集められた」＝「やらされ感」が生まれてしまいます。

　一方で，行政指導の方が入りやすいという住民もいます。うまく住み分けるには，
「勉強会」のような名称にしてもよいでしょう。

　研修会開催の周知方法としては，出前講座や生涯学習のイベントの一環として行
うなどの方法があります。たとえば，「地域力を伸ばそう」という題名にするなど，
地域福祉や防災など，多分野に活用できるような題名で周知するとよいでしょう。

　しかし，1回だけでは住民の動機づけには足りないかもしれません。初回の講座
は，「地域の課題は自分たちの課題であり，自分たちで解決できるものである」と
知ってもらうことを目的としましょう。地域の状況によって異なりますが，実際に
ボランティア活動が立ち上がるまでには，3〜5回程度の講座開催が必要でしょう。

② 参加者を集める

　対象者や地域の特性によって，声を掛ける順序やルートは異なりますので，事前
によく考えてから声掛けをします。地縁組織が強い地域や，NPOやボランティア活
動が盛んな地域など，地域の特性によって対象者は異なります。当初から多様な人
たちを巻き込んだ方が，新たな出会いや関係づくりが進み，担い手や活動内容の幅
が広がります。研修会を，参加者が通いやすい場所で開くことも大切です。

③ 配布資料を作成する

　住民説明会で使う資料作成時のポイントは，地域の課題を「地図化する」ことで
す。地域の課題をグラフや数字で示すだけでなく（図1-5），地図にして見せると，
住民にとって格段にわかりやすくなります（図1-6）。それぞれメリットがありま

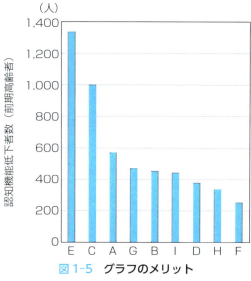

図1-5　グラフのメリット

地域の順位を示すことができ，優先すべき対象地域が選定しやすい。たとえば，「E地域は認知機能の低下者が多いから，事業展開する優先地域にしよう」というように判断できる。地域職員間での共有に有効。

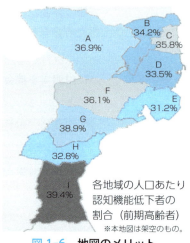

図1-6　地図のメリット

該当者が多い地域の環境要因や文化背景，地域の成り立ちなどを近隣と比較できる。住民からも，「近隣地域との比較ができて面白い」「課題が自分のこととしてとらえられる」と好評であり，住民向けにおすすめ。

すので，テーマや対象などにより，使い分けるとよいでしょう。

たとえば，「どの地域に，どのような健康課題があるのか」を地図化し，PowerPointのスライドにしてスクリーンで示し，クイズ形式で進めると盛り上がります。説明後に振り返ってもらうために，項目ごとに地図化した資料を配布するのもよいでしょう。

また，小学校区，団地，集落など，身近な小地域単位で地図化するとよいでしょう。中でも，住民が特に身近に感じる生活圏域は，小学校区です。「歩いて移動する生活圏域」として実感がある，「子どもが育った地域」として愛着があるなど，どの年代にとっても違和感がない圏域です。

④ 地域の健康課題を「自分のこと」として考えてもらう

データに表れにくい地域の情報をもっているのは住民自身です。

住民の意見を出しやすくするための一つの方法として，データを見せる前に，地域にどのような課題や特性があるのか，事前に出し合ってもらいます。それからデータを提示すると，論議が活発になります。

また，地域の課題を「自分のこと」としてとらえてもらうためには，ただ説明を聞くだけでなく，「考えてもらう」機会が必要です。説明だけでは印象に残らない内容でも，たとえば，前述のようにクイズ形式にしたりすると，自分で考えてもらうことができ，印象に残ります。

たとえば，図 1-6 で示した地図を使って，I 小学校区の住民に説明をするとしましょう。この地域は，認知機能が低下している前期高齢者が多い地域です。したがって，若いうちから認知機能の向上に努めてもらいたいことを伝えます。

ただし，悪い指標だけでなく，よい項目なども地図で示しながら，最後に課題を示すのが，やる気になってもらうためのポイントです。住民が責められているような気持ちにならないよう，その地域の特性や強み，社会資源（長所）を示した後に，課題（負の側面）を示します。

住民説明会の場面を想定し，そこでの会話例に沿って，見てみましょう。

スタッフ：（地図を PowerPoint で示す前に）皆さん，物忘れをよく自覚している地域はどこだと思いますか。

住民 A：○○地域だろ〜。

スタッフ：どうしてですか。

住民 A：高齢者が多いからね！

スタッフ：今回は，前期高齢者に絞っています。65〜74 歳の，比較的若い方に聞いた結果ですので，「高齢化率が高い」という影響は少なくしています。

住民 A：じゃあ，△△地域か。あそこは，人との付き合いが薄そうだからなあ。

スタッフ：では，正解を見てください！（地図化した資料を PowerPoint で示す）

住民 A：ええ〜っ?!　自分たちのところか〜！　なんでだろう？

スタッフ：なぜでしょうか。一緒に考えてみましょう

⑤ どうすればよいのかを示す

認知症予防や運動機能低下予防のため，これまでの講座でも，「脳トレ」や運動については，住民に紹介していることでしょう。一方，「地域づくりによる介護予防」では，「地域住民がどのような行動をとっていれば健康なのか」を，地域レベルでとらえて紹介します。

たとえば，表 1-3 は，認知機能の低下に関連する要因を一覧にしたものです。これを見ると，「ボランティア活動に参加している人が多い地域ほど，認知機能が低下している人が少ない」ということがわかります。このような資料で，「ボランティア活動をすると，認知症予防になる可能性がある」と知ってもらえると，住民のボランティア活動への動機づけになります。

先ほどの住民説明会の続きの場面で，具体的に示しましょう。

住民 A：じゃあ，どうすればいいか教えてよ。

スタッフ：個人で行う認知症の予防というと，「脳トレ」や運動などが思い浮かびますね。さらに，「こんな生活ができていると，認知症の予防に効果的」ということが調査でわかっています。

第1章　共通認識の形成期

表1-3　認知機能の低下に関連する要因

該当者の多い地域の特徴	・自分のことができない。 ・新聞などを読まない，情報収集をしない。 ・健診を受診していない。 ・歩行が1日30分未満。
該当者の少ない地域の特徴	・ボランティア活動に参加している。 ・スポーツの会に参加している。 ・趣味の会に参加している。 ・老人クラブに参加している。 ・愚痴を言ったり，聞いたりすることができる。 ・看病をしたりされたり，面倒を見たり見られたりすることができる。 ・園芸をしている。 ・調理をしている。

こちらの表を見てください。たとえば，ボランティア活動に参加している人が多い地域は，物忘れを自覚している人が少ないということがわかりました。ほかにも，スポーツの会に参加しているなど，日常生活を活発に活動していることがよいとわかります。

この地域に，ボランティア団体などはありますか。

住民B：○○があるね。

住民A：へー，そんなのがあったのかー。（知らない人も，意外と多い）

スタッフ：この地域にも○○があるのですね。参加してみるのも，一つの手ですね。

ポイント

・多様な人たちに参加してもらう。
・データは，地図やグラフで示すとわかりやすい。
・クイズ形式で考えてもらうと盛り上がる。
・一覧表を使って，どうすればよいのかを示す。

GUIDE　住民向け研修会の内容例

　「地域づくりによる介護予防」を推進するためには，専門職間だけでなく，住民に対しても共通認識の形成を図る必要があります。表1-4は，住民によるボランティア活動への参加・定着を題材にした研修会のプログラムの例です。

　1）で紹介した，市町村担当職員向け研修会のプログラムと同様に，参加者の集中力と日程調整のしやすさを考慮すると，1回のプログラムの長さは，2時間程度が目安となります。また，「自分事化」を促すために，外部講師などによる講演や話題提供を極力短くし，ワークショップを通じた参加者同士の話し合いに重きを置いた方がよいと考えられます。

導入の話題提供では，当該地域の高齢化などの現状とともに，社会とのつながりをもっていることが個人の健康によい（介護予防につながる）だけでなく，そうした人が多いことが地域全体の健康によい影響を及ぼしうること，また，その具体的な先進事例を取り上げることで，ボランティアの重要性を再確認できると思われます。

　その上で，このワークショップでは，あえて最初は地域診断結果を提示せずに，個人の印象レベルで当該地域の課題や強みを発言してもらうとよいでしょう。そうすることで，地域診断結果にさまざまな意味づけを行うことができます。

　また，「課題」だけでなく，「よい点」にも焦点を当てることが大切です。ここでは，当該地域にはどのような課題があるのか，どのような対策がありうるのかまでを共有できればよいでしょう。

表1-4　住民向けの共通認識の形成を目的とした研修会のプログラムの例

◉ねらい：「地域づくりによる介護予防」に向けて，ボランティア参加・定着の意義を共有すること。

オリエンテーション （目安5分）	・挨拶，本日の目的・進め方，など。
講演・話題提供 （目安30分）	・当該地域の高齢化などの現状：高齢化率や要介護認定率の推移の確認。 ・社会参加と健康との関連：健康の社会的決定要因とは何か。 ・住民ボランティア主体の活動の先進事例の紹介。
ワークショップ① （目安30〜40分）	※1グループ6〜7名。 ・当該地域（地区）の特徴（よい点や課題）を考える。 　住民から見た地域の課題や強みを発言してもらう。 ・出された課題や強みと，地域診断結果を比較してみる。 　感想や意見，「こんな介護予防ができたらよい」などを発言してもらう。
全体共有① （目安5〜10分）	・司会などが各グループ（テーブル）を回り，主要な意見を紹介する。
ワークショップ② （目安20〜30分）	・課題に対してどのような対策がありうるのかを話し合う。 例：サロンを開く，移動販売業者に呼び掛ける，自治会に働き掛ける，など。
全体共有② （目安15分）	・各グループから出された意見・アイディアなどを紹介し，質疑する。
まとめ （目安5分）	・挨拶，本日の感想，次回の予定，など。

〔使用するスライド例〕

高齢者への大規模疫学調査によって得られた知見を提示。高齢者にとって，社会参加や社会関係の維持が，健康の重要な決定要因である（＝社会参加が健康によい）ことを紹介することで，住民のボランティア活動への参加・定着を促すことが期待される。

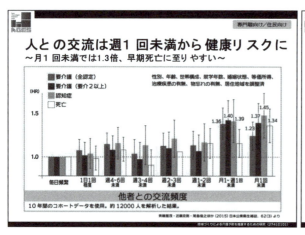
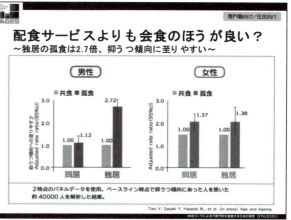
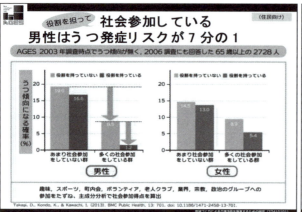
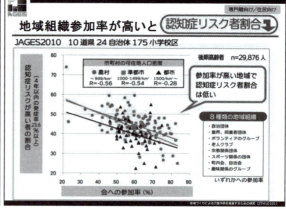

AMED 研究班 2016 年エビデンス集 ver 3.5（https://www.jages.net/library/slide-movie/）より

Q ボランティア候補者を増やすには？

A 口コミの力を使いましょう。「地域づくりによる介護予防」の話を1人に知ってもらうと，その人から別の人たちに伝わる効果が期待できます。「同じことをあの人も言っている」「この人も言っている」という具合に，そのうち，それまで興味のなかった人にも話が伝わり，「それなら自分も何かしよう」と住民たちが動いた，という事例がありました。そういう意味でも，住民向け研修会の参加者に，ほかの人に伝えたくなるように地域の課題を「自分のこと」として考えてもらうことが大切ですね。

column

地域診断結果の共有の仕方—悪い結果の伝え方—

　地域診断結果を住民や関係者と共有し，目指すべき方向性を協働で見出すことで，地域の実態に即した介護予防施策につなげたり，住民の主体的な介護予防活動を推進したりすることができます。たとえ地域診断結果が悪くても，対象者が自分たちの生活と関連づけて受け止め，活動を引き出すことができるよう，伝え方を工夫しましょう。

ポイント

・目的を明確に示す。
・わかりやすく表記する。
・何かできそうなことを考えるきっかけづくりとする。

　対象者に関心をもってもらいたい段階なのか，何らかの行動変容を促す段階なのか，目的によって伝え方が違ってきます。

● 対象者に関心をもってもらいたい段階での伝え方

・周辺地域や同規模の市町村との比較をすると，関心が高まります。さらに，順位をつけると効果的です。
・結果のよかった項目を必ず表記します。
・「煙草を吸う人の割合」「歯がない人の割合」など，イメージしやすい項目をあえて紹介します。
・資料に地元の風景写真などを掲載するなどの工夫をして，自分のまちの情報であることを意識づけます。
・シンプルに表記し，イラストなどをうまく活用して，わかりやすく，親しみがもてるように配慮します。
・年齢層や職業など対象の特性を考慮し，関心のある他の関連情報と合わせて情報提供をします（例：一般住民には出生数や独居者数，行政や関係機関には介護給付費など）。
・項目により，結果を伝える前にクイズ形式で問い掛けてみるのも有効です。
・結果について感想を述べてもらうなど，自由に意見交換をします。

● 対象者に行動変容を促す段階での伝え方

・期待する行動変容の結果（目標）に関連する項目をピックアップし，結果の改善によるメリットについて，JAGES の調査・研究結果などのエビデンスを合わせて提示します。
・比較的結果のよい項目，課題となることについて意見交換し，対象者とともに考察します。
・今後のあるべき姿について，意見交換しながら共有します。
・「とりあえず今できること」（具体的な一歩）を考え，発表の場をつくります。

導入編

実践編1

実践編2

実践編3

実践編4

補章

第 1 章　共通認識の形成期

結果が思わしくなかった場合の伝え方について

　市町村全体の結果が思わしくなかった場合には，日常生活圏域ごとに（あるいは関心のある市町村と）比較し，順位づけをしたりして，「比較的結果のよい項目」を見える形で表記することがポイントです。

　また，同地域の前回の結果と比較して，改善している項目があればそこを切り口にしたり，よい項目にまつわる身近な事例（「そういえば，こんなことをしているあの人はとても元気だ」）について自由に話をしてもらったりして，全員でわがまちのいいところ探しをするとよいと思います。このような雰囲気の中では，よくなかった結果についても前向きな意見交換につながりやすいようです。

　改善するための手掛かり（「スポーツの会の参加者が多いまちほど，健康指標がよい」など）も合わせて見せると，それらに取り組もうという声が出やすくなります。

第2章　運営主体の形成期

必要期間：2・3か月〜半年程度

第2章のポイント

　活動の担い手となる住民（ボランティア候補者）の集団化を図ります。

　研修会を開き，それぞれの思い，経験を語る中で，地域の社会資源や地域に根差した文化などを出し合ってもらい，「通いの場」の基本方針やイメージ，活動の具体的な内容，運営方法などについて，初期段階での合意形成を図りましょう。

　形成期には，以下のような活動を行います。期間は，一般的には2・3か月〜半年程度です。

・ボランティア候補者（ボランティア活動に関心をもつ人）を対象とした研修会の開催。
　　手順やポイントは，第1章の3）で紹介した，住民を対象とした研修会の開催時と共通する部分があります。
　　まず，開催のねらいは，住民に地域の課題や活動を「自分事化」してもらい，担う人たちを集団化し，運営主体を形成することです。参加募集に際しては，対象者や声掛けルートの選定が重要となります。当該地域外から参加することもあります。
　　資料づくりにおいては，参加者のモチベーションを引き出す工夫，情報の共有にとどまらず，アクションに結びつけられるものを目指すことが必要です。
　　また，参加者の自発的なアクションを引き出すことが大切で，講義形式ではなく，ワークショップ形式が効果的です。1回2時間程度，2〜4回程度の開催を目安とします。
・ボランティアリーダーの育成。
　　ボランティアリーダーは，「通いの場」づくりの軸となる人材，鍵となる存在です。「通いの場」の運営の担い手として，開催計画や会場準備，当日の進行などを行います。さらには，「通いの場」の雰囲気をよりよくし，新しい人でも参加しやすいような場づくりなども促します。
・「通いの場」の開所。
　　住民ボランティアとボランティアリーダーの育成をしながら，早めの準備を行い（会場確保などで，活動実現までに1〜3年を要する場合も），年間計画の立案や開所式（地域への浸透に必要）の準備，開所後の運営方針などを話し合っておきます。

第 2 章　運営主体の形成期

　以上のキックオフから「通いの場」の開所までを俯瞰すると，ポイントとしては，次の 8 つがあげられます。最初の 3 つは，第 1 章の 3）で紹介した，住民対象の研修会と重なりますが，そこからさらに発展して，より具体的な活動に近づけていきます。

　① 自分の地域を深く知る。

　② 同じ思いをもつ人を募る（仲間を募る）。

　③ 活動の基本方針やイメージを共有する。

　④ 開催場所を確保する。

　⑤ 活動費用を確認する。

　⑥ 活動プログラムをつくる。

　⑦ 参加を呼び掛ける。

　⑧ 運営の大まかなルール（グランドルール）をつくる。

MEMO

1）ボランティア候補者を対象に研修会を開く

　研修会などを通じ，住民と「地域の課題」を共有できたら，次は，「地域のために何かしたい」とボランティア活動に関心のある人たちを対象にした研修会を開きます。地域の課題を振り返り，課題解決のためにできることを皆で考え，具体的な活動計画にしていくための，ワークショップ形式のものです。

　下記のような流れで，たとえば，このような内容で，数回にわたり実施します。

・住民向けの共通認識の形成を目的としたプログラム（表 1-4 参照）
　↓（ここで共通認識の形成された人を対象として）
・地域資源を踏まえた活動・事業案の抽出に向けたプログラム（表 2-1 参照）
　↓
・活動・事業内容の具体化に向けたプログラム（表 2-2 参照）
　↓
・当該活動の定着に向けた中間評価・振り返り（表 2-3 参照）

　ボランティア活動に関心をもつ人たち向けのワークショップ型研修会では，

・地域の課題の把握
・「通いの場」が多い地域づくりをイメージすること
・地域資源に関する情報共有
・開催場所や活動内容を考えること

などを行います。

　半日程度の 1 回のワークショップで，これらすべてができることはまれです。最低でも 2 回程度，後述するモデル事業の準備を含めると 4 回程度の開催が必要になります。以下のようなポイントを踏まえて実施しましょう。

(1) 開催に当たってのポイント

① ねらいは，「自分事化」してもらうこと

　住民を対象としたワークショップのときと同様，最大のねらいは，「地域づくりによる介護予防」の取り組みを，参加者に「自分事化」してもらうことです。「行政がやってくれと言うから，やる」という始まり方では，活動が続きません。「自分たちがなんとかしなければ！」という気持ちを引き出すための伝え方，プロセス，タイミングを工夫します。地域の課題やボランティア活動の重要性を，自分たちの問題として理解し，集団として担う主体を形成することを目指します。

② 参加者の募集には，対象者や声掛けルートの選定も大事

　ワークショップの参加者を募る方法には，さまざまなものが考えられます。市町

村の全域に広報することも必要ですが,「自分事化」してもらうためには,対象地域を絞って,その地域の住民に参加を呼び掛けるのが一般的です。

その際,地域の特性によって,声の掛け方やルートが異なることに注意しましょう。町会の活動が活発な地域,老人クラブの活動が活発な地域,商店会の活動が活発な地域,あるいはいずれも活発でない地域など,各地域に特性があります。また,地域団体同士のパワーバランスにも配慮が必要です。住民の主体的なアクションに最も結びつきやすい対象者や声掛けルートを見極めましょう。

また,「介護予防」には,ネガティブな響きが伴うことがあります。「介護予防のために力を貸してください」と誘うよりも,「出番を増やしませんか」と誘ったり,「ご自身の健康を保つ秘訣ですよ」など,ここでも,相手の興味・関心やメリットに訴える呼び掛けを工夫してみましょう。

③ 地域資源をさまざまな視点で見直してみる

地域の資源には,意外なものにも介護予防の可能性があります。

何か特別なものでなくても,たとえば,散歩のできる公園や,おいしいランチを出す店や,商店街の空き店舗などにも可能性があります。

また,すでにある地域の活動も,立派な地域資源です。一見,介護予防に直接はつながらなさそうな活動,たとえば,防災や防犯,商店街活性化の活動などと連携することも,「地域づくりによる介護予防」の資源として可能性があります。対象者によっては,これらの活動への参加の方が取り組みやすい場合があるからです。

④ ボランティア候補は,地域外や既存ボランティアからも

ボランティア活動は,その地域の住民が行うのが一般的です。しかし,区域内では人数が十分でないこともあります。また,居住地域を離れた場所でボランティアをしたいという人もいます。

運よく区域外のベテランのボランティアが加われば,初期の立ち上げがスムーズになることもあります。対象地域以外からボランティアへの参加を募ることも検討してみてください。

加えて,既存のボランティア養成研修の受講者に声掛けするという方法もあります。ボランティア研修に参加した人は意識が高く,地域活動に対する一定の知識を身につけています。住民主体の活動に対する理解がすでに得られているので,少しのサポートで活動につながる可能性が高いといえます。

(2) 資料づくりのポイント

①「自分事化」に結びつける

地域の課題とボランティア活動の重要性を「自分事化」してもらうために,地域の課題や資源を実感できるような資料(スライドや配布物)を作成しましょう。住

民向け研修会のところでも紹介したように，

- 小学校区などの身近な地域単位で地域の課題を比較しつつ理解できるものにする。
- データは，「地図化」や「グラフ化」して示す。

などの工夫をすると，参加者に理解されやすく，「自分事化」につながる傾向があります。

② 参加者のモチベーションを引き出す工夫を

参加者が希望をもてるワークショップにするために，地域の課題（マイナス面）だけでなく，地域の資源や長所（プラス面）も紹介しましょう。

大学の研究者や厚生労働省などの機関との連携がある場合は，自分たちの活動に対する注目度や評価を，折に触れてフィードバックすることで，参加者のモチベーションが上がることもあります。また，行政が行う事業のモデル地域として選定されることなども，モチベーションアップにつながります。

③「平易かつ説得力のある資料」を心掛ける

スライドや配布資料では，難しい説明は避け，平易な表現を心掛けることはいうまでもありません。ただし，学術研究結果などの客観的根拠（エビデンス）を添えると，説得力が高まります。スライドの画面上は簡潔・平易にしておいて，説明者用のノートにはデータの出典などの根拠を記しておき，口頭で補足するとよいでしょう。

また，参加者の中には，視力や聴力が低下している人がいる場合もありますので，マイク，ホワイトボード，プロジェクター，印刷資料（文字サイズは 12 ポイント以上）などを準備しましょう。

④ 情報の共有にとどまらず，アクションに結びつける

自分たちの地域の課題（マイナス面）や資源（プラス面）は何なのかという情報を共有するだけでなく，地域づくりがなぜ介護予防につながるのかということや，ボランティアとして取り組むことが自分自身の介護予防にもつながるということなどを，先進事例やエビデンスを示して十分に納得してもらい，主体的なアクションに結びつけることを目指しましょう。

(3) 進め方のポイント

① 講義形式ではなく，ワークショップ形式が効果的

課題や資源の情報を共有するだけでは，住民の主体的アクションは生まれません。ここでもやはり，情報を提供するだけの講義形式ではなく，ワークショップ（参加者同士が話し合う時間を多くとる）形式の方が，主体的なアクションに結びつき

やすくなります。

　参加者同士が，地域の課題や自分たちにできることを語り合ううちに，地域の資源や関係者同士が結びつくイメージが湧いてきます。そうして，自分たちの活動の成果が具体的にイメージできると，それが主体的アクションにつながっていきます。

② 自発的なアクションを引き出す

　ボランティア活動の準備および活動がスタートして半年〜1年間ぐらいは，行政などからのさまざまなサポートが必要です。ただし，行政などがすべてお膳立てしてスタートした活動は，サポートがなくなったとたんに動かなくなります。

　「ボランティア側から自発的に動き出すアクションを，行政が側面から支援する」という形を目指します（p.40：コラム「行政の支援内容を具体的に伝えよう」，p.53：3）②を参照）。また，ボランティア候補者が地域から新たなボランティアを発掘できるように，住民が住民を巻き込む仕掛けも大切です。

③ ファシリテーションのスキルを学んでおく

　同じスライドを使って説明をしても，ワークショップの内容が同じになるわけではありません。参加者や地域特性による違いもありますが，ワークショップの場合は，進行を担う参加者（ボランティアのリーダーや行政側の担当者）のファシリテーション（第1章を参照）による違いも出てきます。ファシリテーションを難しいスキルと考える必要はありませんが，研修や先進地域の見学などで事前に学んでおくとよいでしょう。

④ 1回2時間程度で，2〜4回程度の開催が目安

　一般的に，住民が参加するプログラム（研修など）では，1回2時間程度が目安です。これ以上長いと集中力が続かないこともありますし，次回からの参加のハードルを上げることになります。ボランティア候補者に向けたワークショップは，2〜4回程度を開催し，続いて一般の住民も参加する立ち上げ期に移行するとよいでしょう。

⑤ 住民の希望・地域の特性に合わせる

　住民の希望はさまざまです。「自分の地域だからこそ，積極的に関わっていきたい」という人もいれば，反対に，「自分の地域には知っている人が多いから，ボランティアはやりづらい」という人もいます。また，同じまちであっても，自治会ごとに特性があります。

　できることから，できる範囲で，それぞれの住民・それぞれの地域に合ったボランティア活動ができるように，参加者と話し合っていける研修会にしましょう。

⑥ 参加者の発言が鍵

　ワークショップを1〜2回行うと，参加者がこれまで行ってきた活動と，ワークショップで語られた活動を関連づけた発言が出てくることがあります。

　たとえば，こんな発言です。

> 老人クラブでは，歩こう会やカラオケ会などの活動を，週に1回程度は実施している。しかし，参加する人は同じ顔ぶれで，参加していない高齢者への声掛け活動を進めているが，なかなか成果が出ない。この声掛けの材料に，今回，ワークショップで話し合った活動（たとえば，高齢者サロン）が活かせるのではないかと考えている。

　特に，ボランティア候補者のリーダー格の人物からこういった発言が出てくるようになると，最初はあまり熱心でなかった参加者たちも，「自分事」として考えてくれるようになります。

⑦ 強引に成果を引き出そうとしない

　関係者をつなぎ，地域資源を結びつけ，つながりを生み出すことの効果を，ボランティア候補者自身が実感し，自発的に動き出すことが大切です。先進地域の担当者からは，「強引に進めようとしたり，住民に丸投げしていると思われたりすると，住民がやってくれなくなる」との反省も聞かれますので，注意しましょう。

　地域の実状により，スケジュールどおりに進まないこともありますが，地域の機が熟すまで待つことが大切です。地域の状況を見極めながら，結果を急がず，少しずつステップアップしていきましょう。

⑧ プログラム実施後にアンケート調査を行う

　ワークショップ終了後には，参加者へのアンケート調査を行っておくとよいでしょう。ボランティア活動への参加意向や参加動機，行ってみたい活動の領域など[1]のほか，スポーツや趣味の会などへの参加状況[2]も把握しておくと，参考になります。他の調査でも使用されている標準的な設問[1,2]を用いることで，研修参加者の特徴を把握しやすくなります。また，アンケートと併せて，ボランティア参加意向者に氏名，連絡先を記入してもらい，ボランティア候補者のリストアップに活用している例もあります。

ポイント

・ボランティア候補者向けの説明会は，ワークショップ形式が効果的。

・住民に「自分事化」してもらうことが大切。

・行政の役割は，「サポート」「黒子役」。

・住民のモチベーションと主体的なアクションを引き出す工夫を。

第 2 章　運営主体の形成期

引用・参考文献

1) 全国社会福祉協議会（2010）：全国ボランティア活動実態調査報告書.
〈https://www.shakyo.or.jp/research/20140808_09volunteer.pdf〉
2) 厚生労働省：介護予防・日常生活圏域ニーズ調査実施の手引き（2016 年 9 月 30 日版）.
〈https://www.mhlw.go.jp/file/05-Shingikai-12301000-Roukenkyoku-Soumuka/0000138620.pdf〉

---

column

行政の支援内容を具体的に伝えよう

　住民ボランティアで新しい活動を立ち上げるときは，行政からの支援内容（短期的な支援と長期的な支援）を事前に具体的に伝えましょう。それにより，ボランティア候補者の不安が軽くなり，住民自らアクションを起こすハードルが下がります。

● 短期的支援（活動立ち上げ時の支援）について

　住民向けの研修会で，関心を示してくれた参加者に行政職員が声を掛けてみると，「今までリーダーを務めたことがないから……」というためらいの声がよく聞かれます。しかし，これまでになかった活動を立ち上げる際には，それまで民生委員などの役割を担ってこなかった住民の力がとても重要となります。自治会役員や民生委員といった人などにいくつも役割を担ってもらうと，一部の住民に負担が偏り，疲弊してしまうことになるからです。

　そこで，下記のように，行政側が提供する支援の内容を具体的に伝えると，役職の経験がない住民も，安心してボランティア活動に参加しやすくなります。

---

① 立ち上げから 3 か月間は，担当職員が活動に同席し，自立できるようにサポートするということを伝える。
　⇒ 約束を守るため，担当職員名の入ったスケジュール表を渡しておく。
② 困ったことがあったら，相談に乗るので，遠慮なく電話してほしいということを伝える。
　⇒ 電話をかけやすくするために，担当職員名の入った相談窓口の一覧表などを渡しておく。
③ 先行事例を踏まえ，立ち上げをサポートする資料を渡す。
　⇒ 会場の鍵当番，次期リーダーの決め方，参加者同士のコミュニケーションを促すためのアイスブレイクの例，穴埋めするとグループの会則が完成するシート，など。
④ 体操のための CD などがあれば渡す。
　⇒ 職員による体操の掛け声を録音した CD などがある場合は，それを渡しておくと，住民ボランティアは体操中に，参加者が間違っている場合や無理をしている場合を除き，指導をする必要がなくなり，負担が軽減される。

　なお，ボランティアの負担を把握しておいてもらうため，活動実績など，行政側に提出してもらう資料の内容やその頻度を，事前に具体的に示しておくことも重要です。

● 長期的支援（継続的支援）について

　活動が立ち上がった後も，活動を続ける中で，発足時とは異なる悩みが出てきます。たとえば，「60歳代の住民と80歳代の住民に，同じように当番を割り振ってよいのか」「新しい参加者に体操のやり方を聞かれるが，間違ったことをいっていないか不安」「会計で余ったお金をどう処理するべきか」などです。

　そこで，活動継続のための長期的な支援が必要となります。具体的には，下記のような内容です。

① 困ったときの電話による運営支援（上記「短期的支援」の②とほぼ同じ）。
② 地区会の開催。
　⇒ リーダーや役職者が地域を超えて集い，活動の悩みや工夫などを情報交換する。先輩グループが後輩グループに助言するなど，ピアカウンセリング的な要素がある。また，行政に対する要望も聞くことができる。
③ 研修会の開催。
　⇒ たとえば，新しい体操の紹介や復習。その他，食生活や認知症に関する研修なども。
④ 全体会の開催。
　⇒ 地区会で交換した内容をもとに，住民ボランティアに報告や提案をする。また，次年度の事業の方向性についても伝え，意見をもらう。こうした全体会の開催により，行政と住民ボランティアの相互理解が深まり，②の地区会や③の研修会が活性化する。

Q 住民ボランティアって，長続きしないのでは？

A 長続きしない場合もあります。場の運営を長く続けることだけを考えるなら，専門業者やNPOに委託することになるでしょう。

　住民ボランティアに長く続けてもらうには，「できるときに・できることを・できるだけ」「ちょいボラ」がキーワードです。

　ボランティア活動に興味をもってくれる住民を増やす，活動しているボランティアのモチベーションを上げる，補助金や運営資金を工面するなど，さまざまな職種が強みを持ち寄り，住民ボランティアを支援していきましょう（写真2-1，2-2）。

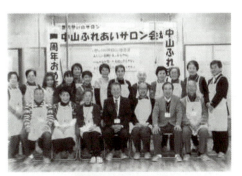

写真2-1　武豊町「中山ふれあいサロン」運営ボランティア
開所1周年の記念写真。

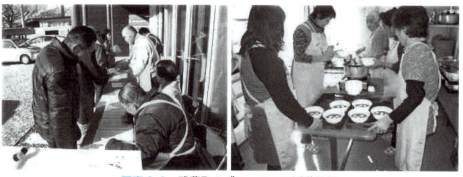

写真 2-2　武豊町のボランティア活動風景
左：サロンの受付，右：参加者に配るお汁粉の準備。

GUIDE　ボランティア活動に関心のある住民向けワークショップの内容例

　表 2-1～2-3 は，「地域づくりによる介護予防」を進める運営主体を形成する段階で行うプログラム案です。第 1 章で紹介した，住民向け研修会のプログラム（表 1-4 参照）を踏まえて，地域でのボランティア活動に関心のある住民が参加していることを想定しています。

　運営主体の形成期に際しては，すでにある地域資源を踏まえて，実際に取り組む活動・事業案を考え，具体化するというテーマで数回のワークショップを開きましょう。このワークショップでは，これまでの学術的な知見や先進的な取り組みを紹介しつつも，当該地域で取り組むことができそうな活動を検討することが中心になります。

　当該活動がある程度進行してからは，活動の定着に向けた中間評価・振り返りを行うとよいでしょう。これまで取り組んできた活動の利用実績だけでなく，どういう人々が参加したのか，参加前後でどのような変化が出てきているのかといった視点から，中間評価を提示することで，活動の担い手のモチベーションの維持・向上を図ります。

　統計的な分析だけでなく，これまで取り組んできてよかった点や，残された課題を共有すると，次の展開へとつながりやすくなります。

表 2-1　地域資源を踏まえた活動・事業案の抽出に向けたプログラム例

●ねらい：地域にある資源を踏まえて，身近な介護予防の方法を考えること。

オリエンテーション （目安 5 分）	・挨拶，本日の目的・進め方，など。
講演・話題提供 （目安 30 分）	・「地域づくりによる介護予防」が求められている経緯の紹介。 ・地域環境が人々の健康に及ぼす影響に関する紹介。 ・社会資源を活用した先進事例の紹介。
ワークショップ① （目安 30～40 分）	※ 1 グループ 6～7 名。 ・前回提案された重点課題・地域を確認する。 ・もの，人も含めた利用可能な社会資源を確認する。 ・資源を踏まえて，自分たちができることはどういうものかを検討する。
全体共有① （目安 5～10 分）	・司会などが各グループ（テーブル）を回り，主要な意見を紹介する。
ワークショップ② （目安 20～30 分）	・他のグループの議論を踏まえて，どの地域でどのような活動・事業が展開できそうかを再考する。
全体共有② （目安 15 分）	・各グループから出された意見・アイディア，具体的な取り組みなどを紹介し，質疑する。
まとめ （目安 5 分）	・挨拶，本日の感想，次回の予定，など。

〔使用するスライド例〕

他地域での地域診断の活用方法や，住民主体型サロンの開設・運営経過（本例は，開始時はトップダウンで進め，ボトムアップ型へと移行して展開した事例）などを紹介。活動への参加率が高いことの意義などを確認し，参加者のモチベーション維持・向上を図る。

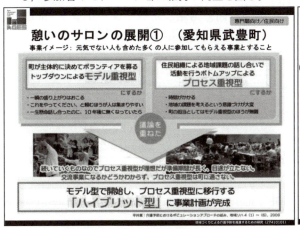

AMED 研究班 2016 年エビデンス集 ver 3.5（https://www.jages.net/library/slide-movie/）より

第 2 章　運営主体の形成期

表 2-2　活動・事業内容の具体化に向けたプログラム例

● ねらい：地域づくりの場で活動する具体的な内容を考えること。

オリエンテーション （目安 5 分）	・挨拶，本日の目的・進め方，など。
講演・話題提供 （目安 30 分）	・活動メンバーの自己紹介（初めて参加する人がいる場合）。 ・健康チェックと講話（保健師の協力を得て，血圧測定など）。 ・先進的な取り組みの紹介。
ワークショップ ① （目安 30～40 分）	※ 1 グループ 6～7 名。 ・地域での協力者の集め方を検討する。 ・自分にできることから，具体的に何ができるのかを考える。 ・プレオープンを考慮した手順を考える。
全体共有 ① （目安 5～10 分）	・司会などが各グループ（テーブル）を回り，主要な意見を紹介する。
ワークショップ ② （目安 20～30 分）	・他グループの議論を踏まえて，実現の可能性が高まるよう，手順を精査する。
全体共有 ② （目安 15 分）	・各グループから出された意見・アイディアなどを紹介し，質疑する。
まとめ （目安 5 分）	・挨拶，本日の感想，プレオープンに向けた予定の確認，など。

〔使用するスライド例〕

活動・事業内容の具体化に向けて，前回紹介したところとは別の先進地域の取り組み・経過（本例は，地域診断に基づき重点課題・地域を抽出して，住民にできる活動内容を検討した事例）を紹介。

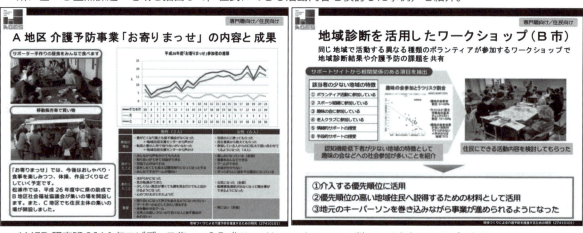

AMED 研究班 2016 年エビデンス集 ver 3.5（https://www.jages.net/library/slide-movie/）より

表 2-3　当該活動の定着に向けた中間評価・振り返り例

●ねらい：「地域づくりによる介護予防」が定着するように，当該期間の活動成果を振り返ること。

オリエンテーション （目安 5 分）	・挨拶，本日の目的・進め方，など。
講演・話題提供 （目安 30 分）	・PDCA サイクルとプログラム評価（インプット・プロセス・効果・効率）の紹介。 ・取り組んできた活動成果の評価結果の提示。 ・プログラム評価に関する先進事例の紹介。
ワークショップ ① （目安 30～40 分）	※ 1 グループ 6～7 名。 ・評価結果を踏まえて，当該活動を取り組んできてよかった点を共有する。 ・今後に残された課題を共有する。
全体共有 ① （目安 5～10 分）	・司会などが各グループ（テーブル）を回り，主要な意見を紹介する。
ワークショップ ② （目安 20～30 分）	・他グループの議論を踏まえて，活動の意義と課題を話し合う。
全体共有 ② （目安 15 分）	・各グループから出された意見・アイディアなどを紹介し，質疑する。
まとめ （目安 5 分）	・挨拶，本日の感想，次回の予定，など。

〔使用するスライド例〕

先進事例をもとに，プログラム評価にはどのような視点があるのか，そのためにはどのようなデータが必要になるのかを具体的に示す。「今回実施する（した）評価は『何の』評価であったのか」を共有することにより，当該活動の担い手のモチベーション維持が期待される。

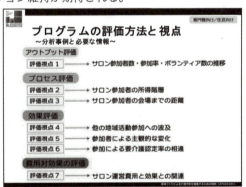

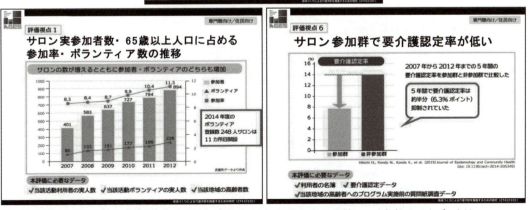

AMED 研究班 2016 年エビデンス集 ver 3.5（https://www.jages.net/library/slide-movie/）より

第2章　運営主体の形成期

2) ボランティアリーダーを育てる

　1) で紹介した研修会でボランティア候補者が育ってきたら，その中からリーダーを育成しましょう。

　ボランティアリーダーは，サロンなどの「通いの場」づくりの軸となり，鍵を握る人材です。「通いの場」の主体的な運営の担い手として，開催の計画や会場準備，当日の進行などを行います。さらには，「通いの場」の雰囲気をよりよくし，新しい人でも参加しやすいような場づくりなども促します。

　以下では，ボランティアリーダー養成研修開催までの準備や研修のポイント，具体例を紹介します。

(1) 研修の開催時期

　たとえば，4月からサロンを開所する場合には，その準備期間を考え，11〜12月に開催します。研修に先駆けて，サロンのイメージを共有するために，先進事例を視察するのもよいでしょう。ただし，他の地域の事例の進め方と内容や成果が，必ずしも自分たちの地域にそのまま当てはまるわけではないことに注意しましょう。

(2) 研修開催に向けての準備

① 講師・ファシリテーターを確保する

　地域保健や地域福祉の専門職，地域リハビリテーションを専門とする作業療法士や理学療法士などを活用しましょう。地域に既存の資源があれば，優先して協力を依頼します。

講師に必要な視点

　「サロンを活用した健康づくりと地域づくりに向けたポピュレーションアプローチ」について説明できる人が望ましいです。また，サロンに参加するのは，種々の目的をもった対象者で構成される集団ですので，「集団」の概念と，それに対するアプローチの仕方を理解している人がよいでしょう。

② 対象者を選定する

　研修の対象者は，すでに何らかの「通いの場」でボランティアをしている人，もしくは，これからボランティアをしようとしている人で，担当したい会場が決まっている人です。

　ただし，最初からリーダーを目指そうという気持ちで参加している人は多くないため，受講者の中に，「自分にもリーダーが務まりそうだ」と思える人を増やすことを念頭に置くことが肝心です。

募集・広報手段

　ボランティア団体や町内会など，サロン運営の主体は，地域によって，異なりま

す。研修開催に関する広報の手段は，行政，社会福祉協議会，ボランティアセンター，町内会など，主体となる団体に合わせて変更します。

新規のボランティアの発掘

　定年退職を控えていたり，すでに定年退職している人，育児が落ち着いた主婦など，地域とのつながりを再開したいと考える層に向けて募集をかけることも効果的です。

③「ボランティア」の考え方を伝える

　受講者には，初回の研修時に，下記のような事柄を伝えておきます。

・サロン運営の基本

　開催頻度や開催時間などについては，はじめから頻回，長時間とはせず，主体となる団体にとって無理のないような計画が必要です。運営主体となるボランティアの継続性を高めることが重要となります。

　また，参加者の「出番」をつくることが，存在感や効力感を高めるためには欠かせません。このため，サロンの活動プログラムが「茶話会」であるときなどは，ボランティアが会話の主体とならないよう，参加者同士の関係づくりに努めます。

・ボランティアの利点

　研修やワークショップなどでは，ボランティア活動は地域貢献につながるだけでなく，サロンなどの運営を通じてボランティア同士が交流できたり，健康に関する知識が習得できたりするといったように，ボランティア自身にも利点が多いことを解説します。ボランティア活動の継続性を高める仕掛けとなります。

④ 先進事例を視察する

　運営主体に，具体的に活動をイメージしてもらうため，先進事例の視察を計画することもあります。ただし，異なる地域の事例が必ずしも同様の成果に結びつくとは限らないため，注意が必要です。

⑤ 研修会場を準備する

　研修会場には，主体となるボランティアが集まりやすい場所を選定します。また，駐車場の利用や交通の便がよいことなどにも配慮します。会場が遠方であったり，駐車場が狭かったりなどすると，複数回研修の場合に，参加率が低下します。

　また，1）でも述べましたが，視力や聴力が低下している人もいますので，マイクやホワイトボード，プロジェクターを使用したり，資料の文字サイズを大きく（12ポイント以上）したりなどして，視聴覚を補えるよう，配慮します。

第 2 章　運営主体の形成期

GUIDE ボランティアリーダー養成研修の内容例

....

具体例として，愛知県武豊町「憩いのサロン」（以下，サロン）におけるボラン
ティアリーダー養成研修（2017 年 11〜12 月実施）の内容を紹介します（表 2-4）。

構成

この研修は，毎年 1 回開催しており，「基礎講座」1 回，「リーダー養成研修 A」2
回，「同 B」2 回の計 5 回，各 2 時間の計 10 時間で構成されています。講義と演習
からなり，すべて受講することで，サロンのボランティアとして認定されます。

1 回目では，なぜ武豊町でサロンを活用した地域づくりや介護予防を行うように
なったのかを理解し，2 回目と 4 回目で知識を習得し，3 回目と 5 回目では，運営場
面を想定した演習を組み合わせる体験型によって興味・関心を高めます。特に 5 回
目では，実際に武豊町内で運営されているサロン（2018 年 10 月現在，13 会場）に
参加し，全体のフィードバックを行います。

対象

毎年，各サロンから 5 名前後が選出され，受講します。基本的には，各サロンの
ボランティア全員が受講し，そうすることでボランティアとしての共通認識をもつ
ことができ，運営の円滑化を図ることが可能になります。

目的

研修を実施する目的は，下記のとおりです。

・武豊町でなぜ，サロンを介護予防や地域づくりに活用するようになったのか，そ
　の背景を理解すること。

・ボランティアに必要な知識の習得と演習を経ることで，ボランティア活動に対す
　る不安を軽減し，活動の継続につなげること。

・ボランティア活動を継続し，地域での役割を担うことが，ボランティア自身に
　とっても地域住民にとっても介護予防の効果が期待できることの周知を図ること。

研修企画と会場準備

地域包括支援センター職員が 7 月中に講師と実施時期を調整し，8 月に行われて
いるサロンボランティア運営協議会において，各サロン代表者に下記のように案内
をしました。

・講座の会場は，武豊町所管の施設およびサロン会場 1 か所にて実施すること。

・会場の設営，パソコンやプロジェクターの操作などは，社会福祉協議会と地域包
　括支援センター職員が担当すること。

・講師は，各回で使用する資料を事前に提供すること。

内容

各回の主な内容は，下記のとおりです。

第 1 回 基礎講座（講義）「ボランティアのメリットや介護予防効果」など

・ボランティア研修の目的を伝える。

48

表 2-4　ボランティアリーダー養成研修計画書の例

●会場：○○公民館

●対象：各サロンから選出されたボランティア○名

●実施時間：各 2 時間（10 分の休憩を含む）

実施日	研修内容	参加者
第 1 回 ○月○日	講義：「研修の目的」など ① 高齢者の心身の変化 ② 高齢者の生活 ③ 介護予防 ④ ボランティアの役割	○名
第 2 回 ○月○日	講義：「サロンにおける集団の活用と対人交流促進について」 ① 集団の活用について 　　a．集団の理解 　　b．集団活用の必要性 　　c．集団の分類 　　d．集団の中の個 ② 対人交流の促進について 　　a．リラクゼーションの重要性 　　b．共感のポイント	○名
第 3 回 ○月○日	演習：「サロンにおける集団の活用と対人交流促進について」 ・グループワーク（6〜7 名ごとのグループに分かれ，以下の内容を体験する。 　講師が実際の方法を示した後に実施） 　　a．紹介場面（自己紹介），対人緊張と場面緊張の緩和 　　b．活動の話題 　　c．回想を用いて具体例を紹介	○名
第 4 回 ○月○日	講義・演習：「サロンにおけるプログラム立案と展開について」 ① プログラム立案 ② プログラム展開のポイントと留意点 ③ プログラム展開例	○名
第 5 回 ○月○日	演習：「サロンでのプログラム展開例」（○○サロン会場） ・具体的な計画および実施とフィードバック	○名

・高齢社会と健康（要介護認定率の変化，うつ，認知症など）と武豊町の現状を紹介する。

・心身の健康と幸福感や社会参加などと介護予防の関連について，日本老年学的評価研究（JAGES）調査で得られたデータなどを活用して紹介する。

・介護予防の方法としてのポピュレーションアプローチとハイリスクアプローチの違い（サロンの背景，サロンの多拠点化など）を紹介する。

・サロンボランティアの意義や役割，心得などについて，これまでに武豊町で得られたデータを活用して紹介する。

〔使用するスライド例〕

データに基づき，社会参加（ボランティア活動）と介護予防の関連性や，地域の現状を示しつつ，ボランティア活動の意義や役割を示す。

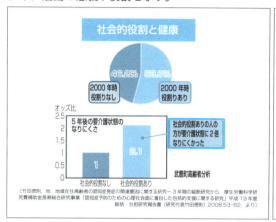

ボランティアの役割と心得
・サロンでは，ボランティアも参加者
・ボランティアをする目的をもつ
・サロン3つのスローガンを忘れない
　「皆の笑顔を引き出す」
　「皆の思いを大切にする」
　「人と人とのつながりを促す」
・与えてばかりではなく，参加者の出番をつくる
・サロン発展のためのアイディアと意見を提案する
・ボランティア仲間を陰で批判しない
・無理せず，自分のペースで取り組む

第2回 リーダー養成研修A（講義）「集団の理解と対人交流促進の基本」

・「集団」の概念（基本的欲求や集団の開放度や成熟過程，利点や欠点）と集団活用やコミュニケーションのコツを説明する。
・サロンという集団におけるボランティアの役割や，参加者同士の対人交流促進の方法の一つとして，回想法について解説する。

　受講者からは，「場になじめない新規の参加者に対する，関係づくりの工夫を知ることができた」「参加者の個別性の高い課題に注目するだけでなく，サロンを全体として見ることによって，個人同士の関係性を強化するだけでなく，サロンそのものに愛着を形成してもらう工夫が必要だという視点を増やすことができた」との意見が寄せられました。

〔使用するスライド例〕

「集団」の定義から始め，徐々にサロン活動やボランティア活動に引きつけながら説明していく。

集団とは	愛情・関係性，自己愛の欲求の実現
社会心理学において，以下のように定義： 「一般的には，ある程度組織化された個の集まり」 ⬇ 集団を援助する際，その特徴を理解し，利用することで，目的とする課題の達成や集団の継続を容易とする ※ここでいう課題とは，サロンの運営	これらの欲求を達成するためには，集団に継続して所属することが重要 ⬇ 集団が排他的であってはならない ⬇ 排他的にならないためには？ ➡集団の開放度や成熟度への配慮が必要 　コミュニケーションが苦手な人でも，特性に合った役割を生み出すことで，排他的ではなくなる 人間関係に気を遣うから不参加＝欲求＜ストレス

第3回 リーダー養成研修A（演習）「対人交流促進の演習（回想法や作業活動を用いながら）」

- 第2回での講義内容をもとに，グループワークを実施する。
- 自己紹介の導入方法や，回想法を用いての話題の展開を経験し，初めて話したボランティア同士の交流が円滑であったかをフィードバックする。

　受講者からは，「普段の活動内容を用いて，参加者の大多数に当てはまる，共感の可能な話題も演出することができた」との声が聞かれました。

　たとえば，サロン活動では体操がよく用いられますが，「ラジオ体操」を皆で行うことで，回想のきっかけにすることもできます。また，サロンで出すおやつも，食べるだけでなく，子どものころのおやつの話題で回想につなげることができます。

〔使用するスライド例〕

対人交流の促進を図るためには，リラクゼーション（緊張を緩和すること）が重要であることを示し，その具体的な方法の一つとして，回想法を紹介。

① リラクゼーションの重要性	② 対人緊張の緩和
初期段階の対人交流時には，「対人緊張」や「場面緊張」となっている可能性が 例）「こんにちは……」挨拶の後，何を話してよいかわからない ➡ 無言の時間（負のストレスの継続）が苦痛 その後の交流を円滑に進めるためにも，緊張をできる限り早く緩和することが，対人交流促進の重要なポイント	・顔なじみがいると心強い ➡ 知った顔を紹介する ・顔なじみのいない環境では？ ➡ なじみの関係をつくりたい 知らない他人であっても，自分との共通点を探す 例）旅行先で知らない人に話し掛ける際の心理 　　➡ 出身地が一緒だと，親しみが湧く
③ 場面緊張（場に対する緊張）の緩和	回想法を参考に……
・慣れた場では…… ➡ 人に対する緊張も少ない（自宅や会社，常連の店など） ・慣れない場では…… ➡ 次の行動に対する不安がある。ルールや雰囲気を知りたい その場でのルール（習慣）の情報を伝える ※チラシなどで事前に伝えることも効果的	・なじみの関係をつくるきっかけ： 　回想を通じて共感することにより，親近感をもつことができる。長期記憶を頼りに会話をすることで，コミュニケーションの導入が容易 ➡ 初期の対人交流の不安を和らげる。孤立感の緩和 ・潜在能力を発揮する機会： 　長期記憶や経験を活かす機会 ➡ 意欲や自信の回復 ※ここでは，サロンでの効果として考えています

第4回 リーダー養成研修B（講義）「サロンにおけるプログラム立案と展開方法の基本」

- プログラム計画時に配慮すべき点として，全体の流れ，プログラムの種類と組み合わせや，プログラム内容に活用が考えられる資源，時間配分，実施時の留意点などがあるということを解説する。

・体験型プログラムの具体例として，介護予防につながる，口腔機能の向上を意図した，「早口言葉」を紹介する。
・運営方法として，司会者への注目のさせ方，席の配置やコミュニケーションのとり方，次回予告方法，終了後のミーティングなどについて解説する。

第5回 リーダー養成研修B（演習）「サロンでのプログラム展開例とまとめ」

・第4回までの内容を踏まえ，実際に1か所のサロンを会場として，講師が最初から最後まで進行役を務める。
・受講者は，サロン進行の視覚的イメージを膨らませると同時に，「自分にも進行ができる」という意識を高める。
・受講者として参加すると同時に，サロン参加者としても，楽しさや喜びを他の参加者と共有する。
・体験により得られたことや疑問などを解決し，まとめとしてフィードバックする。

〔使用するスライド例〕
これまでの研修内容を総括し，サロン活動の意義やボランティアの役割などを再確認する。

研修のまとめ

・憩いのサロンは，住民参加（主体）型事業
・サロンは，「さまざまな活動」「感情」「情報」を共有する「場」
・運営に当たっては，下記を念頭に
　① 参加者・ボランティアともに和める雰囲気づくりを
　② コミュニケーション，人と人との交流を豊かに
　③ 初参加の人に対するさりげない配慮を忘れない
　④ 話題の提供／回想法も用いながら／適度に相づちを打つ
　⑤ プログラム種目は多種多様，組み合わせでマンネリ化防止
　⑥ プログラム策定には，参加者や他の団体も活用
　⑦ 説明の仕方＝全体から細部へ／視覚的提示も
　⑧ 失敗を恐れず，体験・経験を踏まえ，次のステップへ

3）「通いの場」を開所する

　住民ボランティアとボランティアリーダーを育成しながら，「通いの場」の開所に向けた準備を進めます。開所までに行うことは，以下のとおりです。

① 早くから準備する

　「通いの場」の立ち上げの主体が，個人ボランティアである場合と，地縁組織である場合とがあります。

　地縁組織の協力を得る場合は，働き掛けに1〜3年かかることもあるため，準備の段階から協力を仰ぐようにしましょう。先行事例の中には，地縁組織との間で3〜6回程度の打ち合わせが必要なところもありました。一方で，他の地域での取り組み

を見て，「自分たちの地域でもやりたい」と住民自らが手を挙げ，半年弱で開所した例もあります。

　開所に向けた準備をスムーズに進めるために，次のような手順を踏むとよいでしょう。

・次年度の開設候補地を数か所あげ，会場があるかなどを下調べし，地縁組織のキーパーソンに接触し，説明する。
・協力してくれそうな人をリストアップし，「運営ボランティアは行政で育成するので，地縁組織の負担はそれほどではない」ことを強調する。
・関心が得られたところで住民を集め，説明会を行う。
・回覧板や市町村報などに説明会開催のお知らせを載せ，その地域で協力してくれそうな人を募る。

　説明会に 20〜40 人程度，参加してもらえれば，一人一人の負担感が小さくなります。そして，説明会の参加者に，今度は準備会に参加してもらい，ボランティアになってくれるようにお願いしてみましょう。地域によりますが，参加者の半分くらいの人は，すでに何らかの形でつながっていることが多いようです。

②「住民主体」を理解してもらう

　先駆例の中には，こんな経験をもつ市町村がたくさんあります。

> モデル事業の立ち上げのときに，行政や地域包括支援センターが手厚く支援したために，住民はその支援がずっと続くものと思い，住民の中に依存傾向が生まれてしまって，次の「通いの場」の立ち上げの支援にまで，行政の手が回らなくなってしまった……。

　こうした失敗を防ぐため，「通いの場」の立ち上げ前に，次の点について，住民に十分に理解しておいてもらいましょう。

・行政が手厚い支援を行うのは，立ち上げ期（3 か月〜1 年間）のみであること。
・その後も必要な支援は行うが，基本的には住民主体の運営に移行すること。
・したがって，新規の「通いの場」の「立ち上げ期」とは，これからは住民だけで運営するための「準備期」にあたるということ。

　また，活動の立ち上げに地縁組織が絡んだ場合は，リーダーの世代交代が自然に行われやすいのですが，個人ボランティアだけで立ち上げた場合は，リーダーの交代が難しいことがあります。住民から，「リーダーなんて，何をすればいいのかわからないから，なりたくない」との声が聞かれることもあります。事前に，「リーダー

第 2 章　運営主体の形成期

は 1 年交代とすること（ただし，再任も可）」といったルールを決めて共有しておいたり，次年のリーダーも先に決めておいたりすると，活動の継続がスムーズになります。

③ 開所式を開催する

　開所式を行うことを地域に宣伝し，参加者を募ることで，地域の人に新しい取り組みを知ってもらうことができます。開所式に町長が参加した例や，100 人規模で行った例，飲食付きで行った例などがあります。また，ケーブルテレビやミニコミ誌といった地元メディアの取材が入ると，運営関係者のモチベーションが上がりますし，宣伝効果も高まります。

④ 年間計画を立てる

　季節行事などの年間計画を立てます。開所前に立てておくことが難しかった場合は，ひとまず開所して，数回の「お試し運営」をし，継続の見通しが立ってから，年間計画を立てるのでもかまいません。

　ただし，保育園との交流企画など，外部との交渉が必要な企画は，数か月前からの準備が必要です。

⑤ 運営開始後の支援方針も事前に策定しておく

　「通いの場」の立ち上げ期から，住民主体の運営期に移行した後の運営方法，支援方法・内容について，事前に基本方針を立てておきます。そして，「通いの場」の運営がスタートしたら，実際の運営経験を踏まえて具体化，改定していきます。

　特に，既存の団体に運営を委託する場合，委託契約内容や委託額，委託契約書，会計報告書類などの雛型を用意する必要があります。

　行政や地域包括支援センターなど，「通いの場」の立ち上げ支援をする部署は，立ち上げ期から運営期に移行するように支援しつつ，新たな拠点の立ち上げ準備を並行して進めることになります。

4）キックオフから開所まで―8 つのポイント―

　第 1 章から前項まで，「通いの場」づくりのキックオフから，住民ボランティアの育成，そして，「通いの場」の開所までのポイントを，「虫の目」で詳しく紹介してきました。

　本項では，キックオフから「通いの場」の開所までを通観し，「鳥の目」で俯瞰した場合に見える 8 つのポイントを紹介します。

　「通いの場」づくりには，地域の特性に応じた成り立ちや運営方法があり，定まった形があるわけではありません。いろいろなつくり方，いろいろなタイプの場が

あってよいものです。とはいえ,「通いの場」づくりの準備にはポイントがあり,これを押さえておくと円滑に進みやすくなります。

　さらに,5)では,ある地域の保健師が「通いの場」づくりに取り組んだ実例の,準備期から開所までを,これらのポイントを踏まえながら紹介します。「通いの場」づくりのイメージを膨らませてみてください。

① 自分の地域を深く知る

　地域に愛着をもち,住みよいまちにしたいと思っている人たちがいます。まずは地域の人たちで集まって,このまちのどこが好きか,どんなよいところがあるかを共有してみましょう。話していく中で,地域のよいところと課題が見えてくると,活動を始めるきっかけができます。

　そして,地域が見えてくると,求められている場,つくりたい場のイメージが浮かんできます。

　地域の人たちの思いを聞き,受け入れ,地域を知ることが,「通いの場」づくりの第一歩です。

② 同じ思いをもつ人を募る（仲間を募る）

　「通いの場」を1人でつくろうとしても限界があります。いろいろな人たちの思い,アイディア,資源を持ち寄って,つくっていきましょう。住民はもちろん,民生委員,自治会,社会福祉協議会などにも声を掛けます。広報をすることで,仲間集めに協力してくれる組織もあるでしょう。さまざまな人や組織に声を掛ければ,たくさんの支援を得られる可能性が高まります。

③ 活動の基本方針やイメージを共有する

　同じ思いをもつ仲間が集まったら,これからつくる「通いの場」について,基本方針やイメージを一緒に考えます。

　「通いの場」をつくるに当たり,事前に意識して決めておいた方がよいこととしては,以下の項目があります。ただし,この段階では,大まかな数や役割,方向性の確認でかまいません。

・参加者の対象範囲

・参加者の数

・活動時期,活動頻度

・中心メンバーの役割

・参加・活動費の金額

・活動内容（プログラム内容,食事提供の有無など）

・年間スケジュールの構築

---

④ 開催場所を確保する

「通いの場」は、参加者の徒歩圏内につくります。距離があると、参加者の足が徐々に遠のく可能性があります。町内や自治区内のような近い場所につくると、親しみやすさが増し、参加者の増加につながります。

具体的には、費用の観点から、市民センター、集会所、公民館などが候補となります。また、空き店舗やお寺、小中学校の空き教室など、身近な地域の資源を活用する方法もあります。

最も大切なのは、参加者にとって居心地のよい場所を提供することですので、「どの場所なら通いやすく、居心地がよいか」を参加者間で話し合いましょう。

⑤ 活動費用を確認する

「通いの場」の準備から運営では、下記のような経費が必要となります。どのような費用が、どれくらいかかりそうか、確認してください。

・会場費（会場借用費、光熱費など）

・通信費（印刷費、郵便・電話・インターネット使用料など）

・飲食費（茶菓代、昼食代など）

・研修費（ボランティア養成講座、他団体との交流費、他団体研修参加費など）

・消耗品・備品費（筆記用具、模造紙・メモ用紙など）

・保険加入費（ボランティア活動保険加入料）

---

⑥ 活動プログラムをつくる

「ただ、お茶とおしゃべりを楽しむ」という「通いの場」にも、十分、意義があります。「体操教室」などのプログラムが中心のところもありますが、絶対に必要というわけではありません。しかし、参加者から具体的なプログラムを求められることもあります。毎回、内容が同じだと、飽きが来る面があります。その場合は、運営メンバー皆で考えて、プログラムをつくってみましょう。参加者への負担がなく、堅苦しくなく、気軽に楽しめる内容にしましょう（p.68：第3章のコラム「サロン活動のマンネリ化防止策」も参照）。

プログラムづくりに参考になりそうなキーワードは、「コミュニケーション」「食事」「料理」「特技」「世代間交流」「伝統」「情報交換」「健康増進」「季節感」「趣味」「スポーツ」「頭を使う」「声を出す」「外に出たくなる」「子育て」などです。これらのキーワードについて、できるだけ複数のキーワードを含むような活動を参加者で話し合い、案を出し合っていくと、自然とプログラムが出来上がっていきます（写真2-3）。

たとえば、下記のようなプログラムが考えられます。

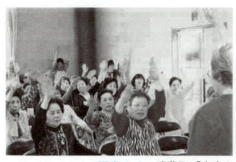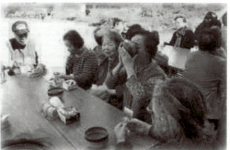

写真 2-3　武豊町「中山ふれあいサロン」の活動風景
左：健康体操，右：テラスでお茶タイム。

- 軽く体を動かせる体操のようなもの（「いきいき百歳体操」など）。
- 料理をつくったり，食事を一緒に楽しめたりするようなもの（「男性のための料理教室」など）。
- 手を使って作品をつくるようなもの（造花づくりなど）。
- 健康維持に関する知識を深めるもの（健康情報交換会など）。
- 他世代と交流できるもの（保育園との連携など）。
- 季節の出来事を楽しむようなもの（皆で楽しむ「花見お茶会」など）。
- 趣味を共有できるもの（「パークゴルフの会」など）。
- 地域貢献になりそうなもの（「小学校登下校見守りの会」など）。
- 皆が声を出せそうなもの（詩吟クラブなど）。
- 頭を活性化できるもの（「地名ビンゴ」など）。

⑦ 参加を呼び掛ける

　「通いの場」は，一度，居心地がよかったと思ってもらえると，その人が他の人を連れてきてくれたり，口コミの効果で，どんどん参加者の輪が広がります。まずは広報をして，「通いの場」の存在を多くの人に知ってもらいましょう。
　広報の方法としては，下記のようなものがあります。

- チラシを配布する。
- 市民センター，町内会，商店の中の掲示板にチラシを貼る。
- 町内会の回覧板を活用する。
- 広報誌に案内を掲載する。
- ホームページをつくる。

⑧ 運営のグランドルールをつくる

　運営ボランティアの人数が増えてくると，意見の集約が難しくなったり，一部の人に負担が偏ってしまったりすることがあります。運営を安定的に続けるためのルールを決めておきましょう。また，ルールをそのつど柔軟に見直していくことも

大切です。

ルールづくりにおいては，下記のようなことを考慮しながら行うとよいでしょう。

・運営の基本方針の確認。
・役割分担（一部の人に偏らないように）。
・リスクマネジメント（事故への備え，避難誘導の確認，緊急連絡先の把握など）。

5）「通いの場」づくりの実例

ある地域（A地区）の保健師が，「通いの場」づくりに取り組んだ実例を，4）で紹介した「8つのポイント」を踏まえて紹介します。

(1)「通いの場」の立ち上げ—準備期—

① 自分の地域を深く知る（保健師の立場から）

A地区は駅前商店街で，かつては多くの住民が利用していた，活気のある地域でしたが，時代の波とともにすたれていきました。

地域の課題はいくつもありました。個人商店を閉めた高齢者が多く，子どもは地域外に住居を構えているため，独居の人や老老世帯が散見されますし，データで見ると，閉じこもりや認知機能低下の該当者がたくさんいます。保健師は，どうすれば解決できるものかと，苦慮していました。

② 同じ思いをもつ人を募る（地域のキーパーソンとつながる）

あるとき，地域福祉を推進する担当者から情報提供がありました。A地区の自治区長が，「空き家を活用して，地域の人が集えるサロンを開設したい」と希望しているとのこと。実は，自治区長も，閉じこもっている高齢者が多いことを実感しており，どうにかできないかと考えていたそうです。

さっそく自治区長と面談することにし，保健師がもっているデータと，自治区長の抱えている生活者としての実感とをすり合わせ，協力し合うことになりました。

ポイント

保健師はデータから，自治区長は生活者としての視点から，同じ課題を認識していました。量的・質的に課題が一致したことになります。

また，認識のすり合わせをしたことによって，課題に対して互いができることを活かしていきながら，「通いの場」をつくる仲間となりました。

皆さんも，同職種だけで進めようとせず，異職種の力を借りてみてはいかがでしょうか。同じ思いをもつ人は，地域のそこかしこにいるはず。そして，仲間になれば，地域が動き出すはずです。

---

(2)「通いの場」の立ち上げ―実行期―

　保健師と自治区長は，打ち合わせを進める中で，それぞれの強みを活かして協力者を集めていきました。その内訳は，表 2-5 のとおりです。

　引き続き，「8 つのポイント」に沿って，その打ち合わせの手順を見ていきましょう。

③ 活動の基本方針やイメージを共有する

　集まったメンバー間で，どんな「通いの場」にしたいかを話し合いました。保健師は，ファシリテーターを担いました。

　「コーヒーの提供は，お客さんを呼ぶために必要」「膝の悪い人が多いから，椅子に座れる環境が必要」「気軽に立ち寄れる場所にしたい」など，抽象的なものから具体的な内容まで，さまざまなイメージを出し合いました。

　最終的に，「100 円でコーヒーを提供して，気軽に立ち寄れる場所にする。運営スタッフも地域住民で担って，時々，イベント事を開催しよう」と，まとまりました。

④ 開催場所を確保する

　イメージが明確になったところで，具体的に，空き家を利用して，定期的に開催することが可能なのか，改修はどうするのかを話し合いました。家主には，自治区長から，「家賃も不要だし，自由に使ってほしい。その代わり，改修費用などは出せない」と意向を確認していました。

　実際にメンバーで空き家を見学し，「トイレが和式だから，洋式に改修した方がよい」「キッチンがスタッフの作業スペースとなるので，動きやすいように広くした方がよい」などと，意見を出し合いました。

⑤ 活動費用を確認する

　具体的になるにつれて，費用の問題が出てきました。自治区の自主財源だけでは足りません。そこで，メンバー間で，表 2-6 のような分担をしました。

表 2-5　「通いの場」立ち上げの協力候補者

メンバー	招集した理由・目的
自治区の役員	自治区の費用を使って，立ち上げ時の予算の工面
自治区長の知り合い	実質的なサロン運営の手伝い
社会福祉協議会	サロン助成金の申請補助，運営メンバー募集の手伝い
行政の地域福祉担当課	国・県における補助金の申請補助
ボランティア支援の担当課	サロン立ち上げまでのトータルコーディネート
自治区長	近隣住民の理解を得る，サロン運営責任者
保健師	人が集まる仕組みづくり

第 2 章　運営主体の形成期

表 2-6　活動費用確保のための役割分担

費用名目	どうしたか	誰が調整したか
会場費	自治区の持ち物などでまかなうため，特に必要なし。ただし，自治区民の了解を得る必要があるため，役員会で決裁をとった。	自治区長
通信費	当面は，回覧板などで周辺地域の人に広報するため，用紙代のみ，自治区の費用で捻出した。	自治区長
飲食費	行政では，飲食費は出せない。自治区でも，一部の人に対して出すということはできない。打ち合わせに来ているメンバーの有志がコーヒーやお菓子を出してくれていたので，皆で負担しようということになり，打ち合わせメンバーで毎回 100 円ずつ出し合い，貯金することにした。また，周辺で有志として寄付をしてくれる人を募り，コーヒー豆やお菓子を買うことにした。	打ち合わせメンバー，周辺地域の有志
研修費	車で 10 分程度の場所に，先行モデルとなる施設があったので，特に見学費用や交通費などは不要だった。ボランティア養成をしなくても有志が数人集まっていたので，立ち上げメンバーとして進めていった。	自治区長の力，「お互い様」の文化的背景があったため，有志が集まった？
消耗品・備品費	・自治区活動の推進費として，行政の予算化があった。 ・金融機関や民間から，地域活動の推進助成金を獲得。 ・サロン運営に関する助成金を申請。 ・サロン準備のため，必要な物品を購入（コーヒーメーカーなど）。 ・テーブルや椅子，コップなど，サロンに必要な物品は寄付。	｝行政の地域福祉担当課 社会福祉協議会 ｝地域住民
保険加入費	・社会福祉協議会のボランティア活動保険に加入できるかを検討。 ・民間保険会社でボランティア活動保険の加入手続き。	社会福祉協議会

⑥ 活動プログラムをつくる

　メンバー間でプレオープン日を決めて，デモンストレーションを実施しました。テーブルや椅子のセッティング方法，スタッフの動線を考えたキッチンの配置，コーヒーの味，お菓子の種類など，当日をイメージしながら動いてみました。「動きながら改良していく」ことを繰り返し行いました。

⑦ 参加を呼び掛ける

　オープン前に近隣住民に宣伝する方法を検討しました。保健師から，健康を切り口にすると安心して集まってもらいやすいと提案をして，空き家を活用した介護予防教室を開催することにしました。定期的に集まるきっかけとなることを期待して，単発の教室ではなく，1 クール 5 回のプログラムを構築しました。定期的に集まる人を確保するとともに，ここに来ると楽しいと思ってもらい，口コミで広めてもらうためでした。

　プログラムの進め方には，メンバーの間で「認知症予防に興味がある」と意見が出たので，「回想法」を用いました。懐かしい写真や生活用具など用いて，かつて自分自身が体験したことを語り合ったり，過去に思いを巡らしたりすることにより，メンバー間が仲良くなること，自分の人生がよいものだったと考えられることを目

的としたアプローチ方法です。

　最後の5回目のときには，回想法に参加した高齢者から，「定期的に集まりたい」と自主的に意見が出たところで，「実は今度，この場所で定期的にサロンが開催されるんですよ」と宣伝をしました。お手伝いとしてこの場所に来てもらうのもよし，コーヒーを飲みに来るだけでもよし，自分の参加しやすい方法を選んでほしいと仕掛けました。

⑧ 運営のグランドルールをつくる

　オープンに向けて大詰め。スタッフはある程度，揃いました。定期的に参加してくれそうな人たちもいます。スムーズに運営していくために，規約などをつくった方がよいという話が出ました。ゼロからつくるのは大変なので，見学に行った施設の規約を参考にしながらつくり，運営しながら適宜整えていくことになりました。そうして，いよいよオープンの日を迎えたのです。

　以上のように，地域の課題解決，その一手段として「通いの場」を開所するためには，多くの人，お金，手順が必要となります。実際に運営をしながら変えていくことも多くありますし，その地域，その環境に合った手順があると思われますが，この「8つのポイント」を意識して進めると，「通いの場」をスムーズに開所し，さらには，継続して運営していくことができるでしょう。

---

column

「思わず参加したくなる」仕掛けづくり―行動科学を学んでみませんか―

　せっかく取り組んだ「通いの場」なのに，参加者が増えない，一番来てほしい人たちに来てもらえない，男性の参加が少ない，運営側のボランティアのモチベーションが上がらない……そんな悩みを抱えていませんか。

　地域活動への参加も健康行動の一つと考えれば，これまで蓄積されてきた健康行動モデルを応用することで，来てほしい「あの人」の参加を勝ち取ることができるかもしれません。ステージモデル，計画的行動モデル，健康信念モデルなどを学び直してみませんか[1]。

● 無意識の行動を促すアプローチ

　最近では，健康づくりが十分動機づけされていなくても，「思わず参加してしまう」，というような行動を促すアプローチも紹介されています。ナッジの理論や仕掛学などと呼ばれます[2]。

　私たちは，常に合理的に考えて，日々，どう行動するかを選んでいるわけではありません。たとえば，確率的には必ず損をすることがわかっているのに宝くじを買ったり，店員さんに乗せられてつい衝動買いをしてしまったり。ナッジ（nudge；「肘でつつく」「そっと後押しする」の意味）とは，そのような私たちの行動の「癖」をうまく活用して，逆に望ましい選択をしてもらう

ための考え方や技術をまとめたものです。

　また，仕掛学では，「仕掛け」のことを，「誰も不利益をこうむらない」「行動が誘われる」「目的の二重性がある」という3つの条件を満たすもの，としています[3]。たとえば，公園のゴミ箱のすぐ上にバスケットゴールを設置すると「ついゴミを投げ入れたくなる」仕掛けとなります。仕掛ける側は，公園のゴミを減らしたい，という目的達成のために，この仕掛けをつくったのです。

● 行動のハードルを下げる工夫

　健康づくりも，理屈だけで続けられるものではありません。まず，徹底的に参加のハードルを低くしましょう。参加登録のための手続きは限界まで簡便でわかりやすくして，思い立ったときにすぐ参加できるようにしましょう。会費や，サロンまでの距離も考慮しましょう。

　ポジティブな感情を引き出すことも大切です。参加者の感性に訴える内容づくりや広報をしましょう。市町村や企業によるポイント付与制度と連携して，参加へのインセンティブを与えることも役立つかもしれません。

　「健康」にこだわりすぎないことも大切です。ある調査によれば，サロン参加者の大半は「楽しいから」「友達に会えるから」といった理由で参加を続けており，「健康のため」は多数派ではありませんでした。友達とおしゃべりをしたり，役割を担って生きがいとなる活動をしたり，ゲームで競い合ったりしているうちに，「知らず知らず」「思わず」健康になるのがサロンのよいところ。サロンも「仕掛け」といっていいでしょう。「健康のために参加を！」とアピールしすぎると，健康に関心を向けられない人たちは，しらけてしまいかねません。

● 健康づくりも「マーケティング」

　マーケティングの工夫も重要です。ここでいう「マーケティング」とは，対象者を，属性や興味・関心によってグループ分類（セグメント分け）して，それぞれのグループへとターゲットを絞り，その人たちの興味・関心に訴えられるようにサービスの魅力を上げ，届け方を工夫していくことです[4]。

　たとえば，定年退職後の男性の参加を増やしたいならば，まず，定年退職後の男性たちはどんな興味・関心や悩みを抱えているか，地域の当事者と話し合って情報を集め，分析してください（フォーカスグループ調査）。筆者の経験上，勤め人だった男性の中には「せっかく集まるからには目的がなければ」「おしゃべりだけの集まりは気恥ずかしい」「出番や役割があるなら参加したい」「女性がいると何かと気を使う」などの意見が見られるように思います。

　最近では，「男の生き方講座」と称した男性オンリーの集いを開催する団体を多く見かけます。東京都中野区で東山高齢者会館を運営しているNPOリンク東山では，ターゲットとなる定年退職後の男性の関心やセンスに合ったチラシ（写真2-4）で参加を呼び掛け，内容もその世代の方々にとって魅力的なものを用意して，大盛況でした。「こんなに地域の男性がおしゃべりだったとは！」と長年運営している理事長からも，驚きの声が上がりました。

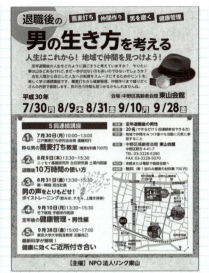

写真 2-4　定年退職後の男性をターゲットとした活動への呼び掛け例

　一般論ですが，職場というコミュニティを失った男性にとって，地域は「アウェー感」満載の場所。「地域では，男性は弱者」（公衆衛生医師／リンク東山理事・細川えみ子氏談）と心得て，マーケティングする必要があるでしょう．

　「あの人」に振り向いてもらうために……行動科学やマーケティングを学んでみませんか？

引用・参考文献
1) 福田吉治，八幡裕一郎，今井博久監修，今井博久，久地井寿哉，平　紅，内藤雅夫，中尾裕之，福田吉治，八幡裕一郎訳（2008）：一目でわかるヘルスプロモーション―理論と実践ガイドブック―，国立保健医療科学院．
2) リチャード・セイラー，キャス・サンスティーン（遠藤真美訳）（2009）：実践 行動経済学―健康，富，幸福への聡明な選択―，日経BP社．
3) 松村真宏（2016）：仕掛学―人を動かすアイデアのつくり方―，東洋経済新報社．
4) 近藤尚己（2016）：健康格差対策の進め方―効果をもたらす5つの視点―，医学書院．

第3章 運営・拡大期

第3章のポイント

　モデルとなる，最初の「通いの場」を立ち上げ，活動をスタートした後は，安定的に運営し，さらには，「通いの場」を他の地域に拡大していきます。

　地域の高齢者の1割が参加する規模に育つには，多くの場合，数年かかります。1つ目の「通いの場」を改善していき，さらに2つ目，3つ目，……と「通いの場」を増やしていくために，次のようなことを行います。

- 基本ルールを明文化する。
- 参加者名簿を作成する（被保険者名簿と照合できるもの）。
- 開催後の振り返りを行う（参加人数確認，要改善点の確認と対策）。
- 運営開始後も，行政や専門機関による継続した支援（運営に当たるボランティアからの相談対応・支援）を行う。
- 拡大に向けて計画を立てる。
- ボランティア同士の交流会を開く。ボランティア同士の交流の機会をもつと，情報交換ができ，共同企画にもつながる。
- 新しいリーダーを育て，新しい参加者を集める。ボランティアやメンバーの高齢化や固定化は，多くの先駆例の共通課題。次世代を担う新規ボランティアリーダーの育成や，新規参加者を募る企画が重要となる。

MEMO

1)「通いの場」を安定的に運営する

① 基本ルールを明文化する

最初の「通いの場」の運営が軌道に乗ったら，基本となるルールを明文化します。最初の「通いの場」の経験を，その後に活かすために，また，行政側の担当者や住民ボランティアのリーダーが代わっても活動を継続できるようにするためです。

② 参加者名簿を作成する

どの地域で，高齢者人口のどれくらいの割合の人が参加しているかを評価するには，参加者の実人数の把握が必要であり，そのために参加者名簿が必要となります。後に追跡調査による介護予防効果の検証をするには，被保険者名簿との結合が必要です（第4章を参照）。同姓同名や，通称や当て字を用いている高齢者は少なくないので，被保険者名簿と照合できる参加者名簿を作成します。

③ 開催後の振り返りを行う（参加人数確認，要改善点の確認と対策）

実際にやってみて気づく問題も多いので，毎回の活動後に振り返りをし，参加者とボランティアメンバーの声をもとに，運営方法を改善していきます。参加者の声を取り入れ，年間企画なども柔軟に改善していきます。

④ 行政や専門機関による継続的支援を行う

運営開始後も，運営に当たるボランティアからの相談対応・支援を行います。その具体的な内容としては，下記のようなことがあげられます。

・企画・行事の調整（保育園との調整，町長の挨拶，会場の借用など）

・広報（市町村報の原稿準備，ケーブルテレビの原稿，取材手配など）

・研修会のお知らせ，市町村からのお知らせをすることについての事前承諾

・講師への謝礼をどうするかについて

・台風や豪雨のときなどの問い合わせへの対応

・開催基準など，共通の方法の協議や問題解決

・委託契約する場合，1会場ずつの委託契約書や決算書の作成支援

・年間予定表の作成支援

・作成した年間予定表の，広報への活用

・月報（参加者名簿，人数，収入，支出，企画内容）の回収と参加者名簿の管理

・ボランティア活動保険への加入手配

2）「通いの場」を拡大する

① 拡大に向けて計画を立てる

　厚生労働省のホームページなどで紹介されている先駆例を見ると，いずれの例でも高齢者の1割前後が「通いの場」に参加しています。

　高齢者人口が1万人の市町なら，高齢者の1割は1,000人です。1,000人の高齢者に「通いの場」を提供するには，1か所あたり20人が集まる場なら50か所，1か所に50人が集まる大規模な場でも，20か所は必要になります。数年以内にこの規模に達するためには，5か年程度の計画が必要です。

　すべてが新規開設である必要はなく，すでに活動している趣味の会やウォーキングサークルなど，既存の団体の活動を拡充させて，「通いの場」にすることもできます。

　ただし，相談をしてすぐに協力してくれる場合もあれば，設立当初の趣旨や経緯などから理解を得ることが難しい場合もあります。新規開設の活動を地道に続けつつ，協力してくれそうになったらすぐに対応できる体制を準備しておきます。

② ボランティア同士の交流会を開く

　実際に「通いの場」の運営を始めると，多くの課題が見えてきます。その課題を分析したり，解決策を探ったりするには，他の「通いの場」での経験や対策が参考になります。

　複数の「通いの場」が形成されてきたら，ボランティア同士が交流できる機会をつくります。「通いの場」の代表者や全ボランティアを対象とした研修や，ボランティア同士が交流を図る会を，年に1回〜数回程度，開きます。交流が，情報交換や課題解決，共同企画につながり，それによって，住民同士（地区内，地区間）のつながりも形成されます（写真3-1）。

　交流会の準備委員会を立ち上げ，参加対象者のニーズに合った交流会の内容を企画しましょう。講演だけでなく，グループワークなども好評なことがあります。行政（福祉課，健康課），地域包括支援センター，社会福祉協議会なども参加して，必要な支援を行います。交流会を利用して，各「通いの場」やボランティアが共通して抱える課題やニーズを把握し，方針や実績を伝え合うこともできます。

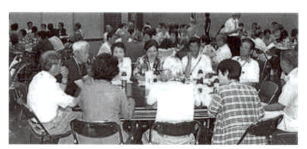

写真3-1　武豊町ボランティア交流会の風景

③ 新しいリーダーを育て，新しい参加者を集める

　先駆例の多くに共通する課題となっているのは，ボランティアや参加者が高齢化，固定化してしまうことです。運営開始後は，次世代を担う新規ボランティアリーダーの育成や，新規参加者を募る企画が重要となっていきます。「機会があればボランティアをしてもいい」という高齢者は少なくないので，ボランティア基礎研修，リーダー研修，レクリエーション研修，傾聴ボランティア研修など，種類や機会を増やすと，これまでと異なる層が参加してくることがあります。

　また，ボランティア活動の参加者の約7割が女性とのデータがありますが，定年退職後1〜2年経った世代を対象にダイレクトメールを送ると，男性の申し込みも多くあったという先駆事例もあります。同世代で講座を受講するので，仲間意識が高まり，活動につながりやすかったそうです。

　行政内の他部署で何かの案内を送る場合などに便乗するという手もあります。

Q 男性のボランティアや参加者を増やすには？

A 案内を出す対象が，健康や介護予防の分野だけにとどまってはいませんか。たとえば，「防災」「防犯」「観光」「生涯学習」「セカンドライフ」など，男性がよく参加している分野があります。それらの部門と連携して，少し時間をもらい，地域の健康課題を知ってもらう機会をつくってみたりすると，興味をもってくれる男性がいるはずです。

地域をさまざまな形でつなぎ，活性化していくためにも，幅広い分野の人たちを巻き込んでいけるといいですね（第2章の1）や，p.61：コラム「『思わず参加したくなる』仕掛けづくり」も参照）。

Q ボランティア同士の競争を避けるには？

A メンバーの固定化同様，長く続けているがゆえの課題に，「ボランティア同士の行きすぎた競争」があります。たとえば，集合時間より早く来て，他の人たちが来る前に準備をすべて終えてしまう人がいると，時間どおりに来た人は，「私は一体，何をしに来たのか……」となってしまいます。皆で役割を分担することが，活動を継続していく上でも，ボランティア個人にとっても重要であることを，ボランティア養成講座などで伝えます。

あるサロンでの工夫を紹介します。

　　8：30　空調を入れるためにリーダーが先に到着

　　9：00　ボランティア集合。打ち合わせをした後，皆で準備開始

　10：00　サロンオープン

　終了後　皆で後片付け，振り返り

column サロン活動のマンネリ化防止策─愛知県武豊町の場合─

● サロンを彩る豊富なメニュー

武豊町「憩いのサロン」は，早いもので事業開始10周年を迎えました。行政にとっても，当時としては先駆的な「通いの場による介護予防」と「住民との協働」という二側面での大きな挑戦でしたが，多くの住民の前向きな協力のおかげで，会場数も順調に増え（2018年10月現在，13会場），広く認知される町の看板事業に成長しました。

武豊町サロンの特徴の一つは，1回あたりの参加者数が約50〜60人と多いこと。それを支えているのが，多彩な催し物です。各会場で，毎回，異なる何かしらの催し物があります。メニューは多種多様。健康体操，カラオケ，マジックショー，脳トレ，園児との交流，健康講話，季節の行事など，毎月の広報に掲載される会場一覧には，心躍る企画が並んでいます。内容によって行く会場を選ぶ参加者もいるので，メニューづくりは運営ボランティアの腕の見せどころ。ボランティアは，いかに多くの参加者を飽きさせず，楽しいメニューを提供できるか，日々，頭を悩ませています。

● ボランティアのたゆまぬ努力

サロン開始当初，「人を呼ぶには魅力的な催しを」と考え，会場ごとの運営ボランティアのほかに，特定の会場には属さず，自分の一芸（健康体操指導，楽器演奏など）をサロンに出前してくれる「出前ボランティア」を組織しました。毎年，社会福祉協議会ボランティアセンターに登録している出前ボランティアのリストを運営ボランティアに配布し，年間スケジュール立案の参考にしてもらっています。

しかし，それだけでなく，ボランティア自身もまた，新規企画の開拓のため，参加者から口コミを募ったり，他の会場を見学したり，近隣のサロンで情報収集をしたりと勉強して，メニューを企画しています。現在の多彩なメニューは，こうしたボランティアの陰の努力の賜物です。

● 行政の後方支援

そこで行政は，メニュー開発のお手伝いとして，毎年，サロンボランティア向けのレクリエーション研修を開催し，サロンで活用してもらえる「新ネタ」を提供しています。ボランティアは実際に体験して，それを自分たち用にうまくアレンジしながら，即，サロンに還元してくれます。

また，隔月開催のサロン運営ボランティア代表が参加する協議会では，各会場の人気メニューの紹介のほか，サロンを活用して拡散したい行政情報や，外部ボランティアの「売り込み」の披露など，運営のヒントにつながるような話題を提供しています。さらに，初めてサロンボランティアに登録してくださった方向けの「ボランティア講座」を開催して，運営の効率化・標準化も図っています。

まずは運営ボランティアがマンネリ化しないように，行政側も情報のアンテナを高くしてバックアップしていくことが重要と考えています。

●スタイルも多彩に

　武豊町では，このような「イベント型サロン」が主流ですが，中にはそれゆえに運営に負担を感じるボランティアもいます。そのため，数年前，自分たちの基本メニュー（体操，脳トレ）のみの実施で，毎回は特別な催しを設けないというスタイルの会場が登場しました。ボランティアと参加者のニーズや地区の特性に合わせて会場に特色ができるのも，「多彩なメニュー」の一つといえます。

　そのため，現在は，新規会場立ち上げの際，憩いのサロンのグランドルール（最低月1回開催，参加費100円徴収，参加者の入退場自由）はそのままに，その地区がどんなサロンを希望しているのか，どんなサロンなら自分自身も参加したいと思うのかなどについて，ゆっくり話し合いを重ねながら，ボランティア自身が楽しく無理なく続けていけるスタイルを考えています。

　これらのすべてのことは，行政側が意図して実施してきたわけではありませんが，振り返ってみると，マンネリ化予防対策になっていたのかなと感じています。

第4章 評価期

第4章のポイント

「地域づくりによる介護予防」事業を実施・拡大するためには，効果を評価して示し，財政部局を説得して，予算も拡大していく必要があります。

・継続的実施につながるデータとは

評価には，いくつかの種類がありますが，この折衝の際に特に説得力をもつのは，「事業にかかる経費」よりも，「事業による要介護状態の発生予防による介護費の抑制分」の方が大きくなるというデータです。愛知県武豊町や宮城県岩沼市での研究でこうしたデータは示されていますが，自身の市町村でもこうしたことを示すことができれば，継続的に事業を実施していくために非常に有利になります。

・事前準備が重要

評価を行うためには，事前に十分に計画をして，事業実施前，実施中，そして実施後にどのようなデータを集めるのかを整理し，理解した上で準備する必要があります。

評価のためのデータは，過去に遡って集めることが困難ですから，事前にきちんとデータ収集の計画を立てておく必要があります。事業実施前には，サロンの参加者および非参加者の健康状態や生活習慣などの情報を，質問紙などの調査で集めておきます。

また，要介護認定などの情報とリンクさせるために，事業実施中には，参加者やボランティアの名前などの記録が必要となります（ボランティアの健康増進効果も評価できます）。また，事業の内容についても記録しておきます。

事業実施後には，サロン参加者および非参加者の死亡や要介護認定の状況を，事前の調査データとサロンの参加状況のデータと結合します。これにより，評価を行うためのデータベースが出来上がります。このデータベースを用いて，サロン参加者では非参加者に比べてどの程度，要介護状態の発生が少なかったかの計算が行えます。さらに，この結果から，サロン参加により何人分の介護費が抑制できたかの推計を行い，事業にかかった費用との比較が行えます。

なお，サロン参加者数などの簡単な統計なら，行政の担当者でも算出が容易ですが，生存分析などの複雑な分析は，外部に委託するという方法もあります。

「地域づくりによる介護予防」は，介護保険の地域支援事業費などの公費を投入する事業であるため，参加者数の推移や介護予防効果，費用対効果の評価が必要です。事業を評価することで，事業の効果が明らかとなり，事業の意義を説明する際の重要な資料となります。

特に，費用対効果，つまり，「事業の実施にかかった経費」と，「要介護状態の発生予防などによる介護費などの抑制分」との比較は，大きな説得力をもつことがあります。これまでの研究で，「地域づくりによる介護予防」では，事業にかかる経費に比べて，介護費の抑制が大きく，事業が費用対効果の面でも優れていることが示されています。また，改善が必要な点を明らかにすることで，事業をよりよいものにしていくことができます。

評価を行うために必要なデータを，事業の開始時（前）から収集しておく必要があります。どのようなデータを収集し，どのような評価をするのか，事前に計画を立てておきます。運営に当たるボランティアは，評価の必要性を理解していないことが多いので，説明して理解を求めましょう。

評価を行う時期には，毎月の参加者数の推移，半期や1年間のまとめ，数年後の要介護認定者の把握が必要な評価まで，いろいろな幅があります。

1) 評価計画を立てる

評価をするには，データ収集や分析などの計画が必要です。また，どのような評価をするのかによって，必要なデータは異なります。

たとえば，活動の参加者が住民の間にどれほどの広がりをもっているのかを地域別に評価するには，参加のべ人数の把握だけでなく，参加実人数が必要であり，その把握のためには，参加者名簿が欠かせません。サロンなどの「通いの場」の開所による変化（効果）を検証するには，開所前か直後のデータが必要となります。さらに，費用を把握するには，行政職員が事業や支援に関わった時間も記録する必要があります。

どのような評価のために，どのようなデータを，どのように集めるのか，誰が評価を行うのかなどを計画しておきます。

評価には，サロン参加者数の単純な記述統計から，参加により外出や交流が増えた効果，参加により健康情報などの入手が増えるといった効果，参加により要介護状態の発生などが予防できた効果とそれに伴う費用面での効果，また，同様に，ボランティア参加者へのこれらの効果などがあります。

これらの評価を行うことで，事業の有用性・必要性を示したり，どの程度，事業を拡大すれば，どのような効果が得られるかといった予想を立てたりすることが可能になります。

2）評価に必須の5つの情報を集める

　事業の評価に必要な情報には，下記の5種類があり，それぞれの情報を入手する時期は，図4-1 のとおりです。これらの情報を計画的に取得しておくことで，事業の効果をきちんと評価することができます。

① サロン参加者群とサロン非参加者群の，両方のベースライン情報（健康や生活習慣などの事前調査）

　参加する人としない人とでは，健康に対する意識や生活習慣など，さまざまな違いがある可能性があります。そうした背景要因の違いを調整した上で，参加後の健康度などの違いを比較するために，サロン事業開始前や，評価のスタート時点での，健康や生活習慣などの背景情報が必要となります。

　市町村の介護保険事業計画を立案するための介護予防・日常生活圏域ニーズ調査（ニーズ調査）や，それをさらに詳細にした日本老年学的評価研究（JAGES）調査などを活用しましょう。

② 参加者名簿，ボランティア名簿

　参加者名簿は，参加実人数や，参加回数を把握し，評価に反映させます。①の調査と突合できる必要があります（図4-2）。

　ボランティア名簿は，運営に関わるボランティアの健康状態の変化も評価するために必要であり，これらの人々の情報も把握します（図4-3）。

③ サロンの開催日ごとのプログラム内容（サロン会場基本情報名簿）

　サロンで何を行うかは，サロン会場ごと，あるいは，その時々で異なることも多いと思われます。どのような内容のプログラム（カラオケ，体操，おしゃべりなど）

事業開始前	事業実施期	事業実施後
① サロン参加者群とサロン非参加者群の，両方のベースライン情報（健康や生活習慣などの事前調査）	② 参加者名簿，ボランティア名簿 ③ サロンの開催日ごとのプログラム内容（サロン会場基本情報名簿） ④ サロンおよび参加者の住所地（町丁目字まで）	⑤-1 サロン参加者群とサロン非参加者群の，両方のベースライン情報（健康や生活習慣などの事後調査）
	⑤-2 死亡・要介護認定状況と数年後の縦断調査	

図4-1　事業評価に必要な情報と，その入手の時期

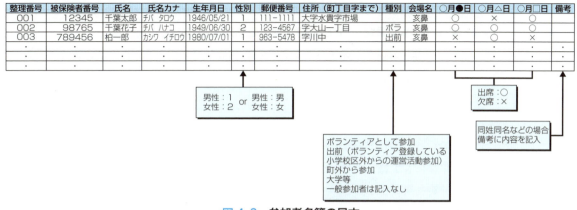

整理番号	被保険者番号	氏名	氏名カナ	生年月日	性別	郵便番号	住所（町丁目字まで）	種別	会場名	○月●日	○月△日	○月□日	備考
001	12345	千葉太郎	ﾁﾊﾞ ﾀﾛｳ	1946/05/21	1	111-1111	大字水貴字市場		亥鼻	○	×	○	
002	98765	千葉花子	ﾁﾊﾞ ﾊﾅｺ	1949/06/30	2	123-4567	字大山一丁目	ボラ	亥鼻	○	○	○	
003	789456	柏一郎	ｶｼﾜ ｲﾁﾛｳ	1980/07/01	1	963-5478	字川中	出前	亥鼻	×	○	×	
·	·	·	·	·	·	·	·	·		·	·	·	·
·	·	·	·	·	·	·	·	·		·	·	·	·
·	·	·	·	·	·	·	·	·		·	·	·	·

男性：1　女性：2　or　男性：男　女性：女

出席：○
欠席：×

同姓同名などの場合備考に内容を記入

ボランティアとして参加
出前（ボランティア登録している小学校区外からの運営活動参加）
町外から参加
大学等
一般参加者は記入なし

図 4-2　**参加者名簿の見本**

整理番号	被保険者番号	氏名	氏名カナ	生年月日	性別	郵便番号	住所（町丁目字まで）	○○会場	▲▲会場	×× 会場	・・会場	ボラ開始	ボラ終了	出前	保険	備考
001	12345	福祉太郎	ﾌｸｼ ﾀﾛｳ	1940/01/01	1	852-4566	宮崎１丁目		○			H22			天災 A	
002	98765	愛知花子	ｱｲﾁ ﾊﾅｺ	1941/02/02	2	745-5978	富士見４丁目			○		H23		○	天災 B	
003	741852	知多真一	ﾁﾀ ｼﾝｲﾁ	1942/03/03	1	124-5423	河和台２丁目	○				H24			基本 B	
·	·	·	·	·	·	·	·	·	·	·	·	·	·	·	·	·
·	·	·	·	·	·	·	·	·	·	·	·	·	·	·	·	·
·	·	·	·	·	·	·	·	·	·	·	·	·	·	·	·	·

男性：1　女性：2　or　男性：男　女性：女

登録あり：○
登録なし：記入なし

ボランティアに登録した年度

ボランティアの登録抹消年度もしくは保険の最終登録年度

ボランティア登録している小学校区外での運営活動参加がなし：○
なし：×

図 4-3　**ボランティア名簿の見本**

整理番号	会場名	開所年度	閉所年度	郵便番号	住所	活動内容		
						○月●日	○月△日	○月□日
001	亥鼻	H22	H24	260-8670	中央区亥鼻１丁目８−１			
002	西千葉	H23		263-0022	稲毛区弥生町１−33			
003	柏	H24		277-0882	柏の葉６丁目２−１			
·	·	·	·	·	·	·	·	·
·	·	·	·	·	·	·	·	·
·	·	·	·	·	·	·	·	·

閉所していなければ記入なしで OK

手芸，体操など，具体的なプログラム内容を入力

図 4-4　**サロン会場基本情報名簿の見本**

で介護予防効果が大きいのかを検証するため，図 4-4 のようなサロン会場基本情報名簿を用いて，毎回のプログラムの内容も記録しましょう。

④ サロンおよび参加者の住所地（町丁目字まで）

どの地域に参加者が少なく，今後サロンを開設すべきかといった地域診断をするために，参加者の住所地とサロンの住所地が必要です。

さらに，「参加者の健康度が，参加しなかった人たちより高いのは，参加者の特性の差によるものではなく，『通いの場』の効果である」ことを統計解析で証明するためにも，住所地の情報は欠かせません。

第4章　評価期

⑤ サロン参加者群とサロン非参加者群の，両方のベースライン情報（健康や生活習慣などの事後調査），死亡・要介護認定状況と数年後の縦断調査

「通いの場」の運営が始まった後の住民の健康状態の情報も，評価に必要です。重要なデータは，下記の3種類です。

・事業開始前に調査した項目の情報

①で行ったJAGES調査や基本チェックリスト，ニーズ調査などを事業開始から数年後にも実施しましょう。これらの情報は，変化を評価する追跡（パネル）データ分析に用います。

・参加者・ボランティアの死亡・要介護認定状況

コホート分析に用いて評価します。

・可能であれば，簡易な中間調査

行政における事業の中間評価や，毎年度の行政内部での報告も使えます。上記2つの分析の補足データにもなります。

3）評価・分析する

　先に述べたように，評価には，地域別のサロン参加者数の推移などの単純な記述統計から，参加により外出や交流が増えたという波及効果，参加する人がいる（増える）ことにより健康情報などの入手が増えるといった効果，参加により要介護状態の発生などが予防できたという効果とそれに伴う費用面での効果，また，同様に，ボランティア参加者へのこれらの効果などがあります。

　最も評価として重要視されることが多いのは，参加による介護予防などの健康面の効果と，それに伴う費用対効果です。サロン参加により要介護状態の発生が予防できたかどうかを評価するには，事前に把握した参加者および非参加者の「参加前の時点での健康状態」を考慮した上で，サロン事業開始後の要介護認定の発生率が参加者において低いかどうかを検討します。これには，生存分析という手法が適しています。参加人数の推移，必要経費などの業務統計は行政内部でできますが，生存分析や費用対効果分析などの詳しい分析は，外部に委託することになります。こうした分析を専門に実施する一般社団法人として，日本老年学的評価研究（JAGES）機構があります（本書の執筆陣の多くも，この機構に協力する研究者です）。所定の様式でデータを収集すれば，機構が評価・分析を受託します。

　詳細については，下記よりご連絡ください。

　　JAGES URL：https://www.jages.net/

　　JAGES 千葉事務局メールアドレス：chibaadmin.ml@jages.net

　そして，こうした評価結果は，下記のように利用することで，さらなる活動の充実に活かすことができます。

・結果の共有

評価結果が出たら，関係者で共有しましょう。取り組みに確信がもて，改善すべき点が明確になります。

・周年誌の発行

活動が軌道に乗ってきたら，実行委員会をつくって，1周年，3周年記念誌などを発行すると，その取り組み自体が住民主体の活動となる上，経験の振り返りができ，他の地域にとっての参考資料にもなります。

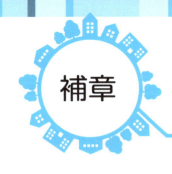

補章 地域診断の実践

ここでは，第1章で言及した，地域診断に便利なオンラインツールの具体的な使い方や，活用事例を紹介します。

1)「地域マネジメント支援システム」(JAGES HEART) を使った地域診断の手順

「地域マネジメント支援システム」(JAGES HEART) では，日本老年学的評価研究 (JAGES) 調査に参加した市町村のデータや，介護保険者である市町村から提供された介護予防・日常生活圏域ニーズ調査 (ニーズ調査) データ，各地域の要介護リスクや社会資源などの指標を (ID を知らない人には保険者名がわからない形で) 公開しています[*]。

本項では，このツールを使って，
- 地域の課題を把握する
- 優先地域を選ぶ

ための手順を，「初めてこのツールを使う保健師さん」と「先生」に登場してもらい，紹介します。皆さんも実際にツールを用いて，地域診断をしてみてください。

[*]「JAGES 参加市町村」については，ログイン方法や ID とパスワードを，「介護」もしくは「介護予防」の担当課にお知らせしています。担当課の職員に問い合わせてください。「ニーズ調査データ提供市町村」については，この後，説明しますので，読み進めてください。

(1) このツールを使うメリット

保健師：このツールって，どんなふうに役立っているのですか。

先生：「自分たちの市町村は何に取り組むとよいのか」を調べて，行政計画策定のために使ったり，介護予防事業の重点地域の選定に使ったりできます。

保健師：今までは「場当たり的」だったり，広く平等に事業展開することがありましたが……。

先生：このツールを使うと，「A 地域には，運動機能を向上させるプログラムが必要」「B 地域には，認知症予防のプログラムが必要」と，地域単位で最適なプログラム内容を選べます。

保健師：地域の特性に合わせた展開ができるんですね！

先生：そうです。予算化のための根拠資料として，財政当局への説得材料にもなりますよ。

保健師：では，さっそく使い方を教えてください。

(2) 事前準備

保健師：パソコンにうといのですが，使えますか。

先生：大丈夫ですよ。パソコンを多少操作できる方なら誰でも使えます。オンラインツールなので，職場や自宅など，どこでも使えて，診断結果を見ることができます。

ただし，Internet Explorer の古いバージョンでは，見られない場合があるようです（Ver. 10 以上）。職場の情報系の管理部署に確認して，使えるように整えてください。

また，「JAGES 参加市町村」と「ニーズ調査データ提供市町村」では，見られる場所が少し違います。どちらでも地域診断はできますが，JAGES 参加市町村の方が，より詳しく見ることができます。自分の市町村はどちらか知っていますか。

保健師：私のところは，ニーズ調査データ提供市町村です。

先生：では，今回は，ニーズ調査データ提供市町村の使い方を紹介しましょう。

(3) ツールを使ってみよう

保健師：大手の検索サイトをよく使っているので，そこで検索していいですか。

先生：はい。大手の検索サイトじゃないと，ヒットしないこともありますからね（笑）。

保健師："JAGES" で検索しました。

先生：JAGES のホームページ（https://www.jages.net/）を開いてください（図 S-1）。

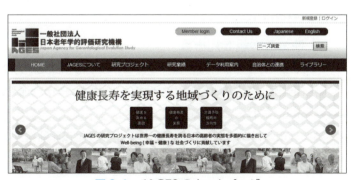

図 S-1　JAGES のホームページ

下に向かってスクロールして，「自治体の方へ」と書かれた画像の下の「自治体との連携」をクリックします（図 S-2）。

補章　地域診断の実践

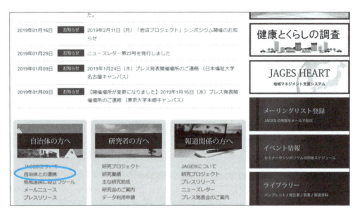

図 S-2　「自治体との連携」をクリック

表示された画面の左側にある，「ニーズ調査分析支援」をクリックしてください（図 S-3）。

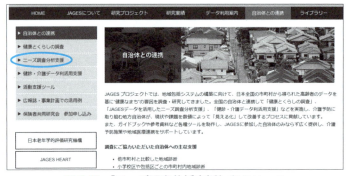

図 S-3　「ニーズ調査分析支援」をクリック

下に向かってスクロールして，「分析結果の提供」というところを見てください。そこにニーズ調査データ提供市町村の地域診断書のページがあります。

(4) 地域の課題を知ろう

先生：自分の市町村には，どんな介護予防の課題がありますか。

保健師：基本チェックリストでは，一番多いのが，運動機能が低下している人です。

先生：では，ニーズ調査データではどうなっているのか，確認してみましょう。

「市町村レベル（市町村間比較）」の「地域診断書」をクリックしてください（図 S-4）。

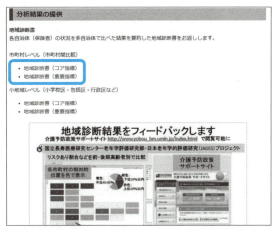

図 S-4 「市町村レベル（市町村間比較）」の「地域診断書」をクリック

市町村間比較をしてみましょう。「他の市町村と比較して，自分たちの市町村の課題が何か」がわかります。

「**地域診断書**」の画面が出たら，左上の色がついた四角形の上にカーソルを乗せると，番号が表示されますので，自分の市町村の番号をクリックしてください。

もしくは，「**対象地域の選択**」というプルダウンメニューから自分の市町村の番号をクリックしてください。（図 S-5）。

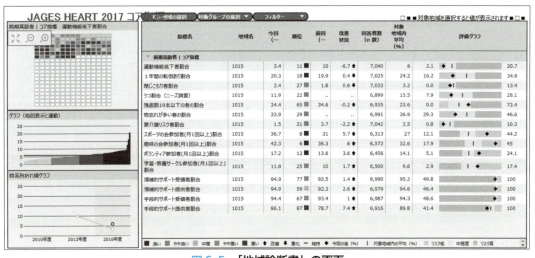

図 S-5 「地域診断書」の画面

自分の市町村のデータが表示されたら，「**指標名**」の中から指標を1つ選んで，今回の値を見てみましょう。

○で囲っている「43.2％」とは，「調査の結果，『物忘れが多い』に 43.2％の人が該当した」ということです（図 S-6（a））。

補章　地域診断の実践

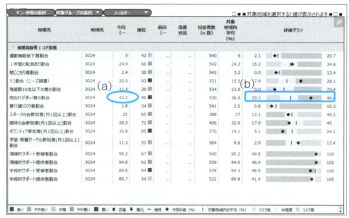

図 S-6　当該市町村のデータを表示
(a), (b)：本文参照。

保健師：43.2％が，ほかと比べて多いのか少ないのかを知りたいです。

先生：それを見るのが右側の「評価グラフ」の◆マークです（b）。◆マークが赤色のエリアにある場合は悪い数値，緑色のエリアにある場合は良い数値です。

保健師：「物忘れが多い者の割合」の◆が，赤色のエリアにあります。ということは，この項目が他の市町村と比較しても多いってことですね。

先生：そのとおり。つまり，運動機能の低下ではなく，物忘れが多いことが課題だということになります。

保健師：「私たちのまちは認知症予防に力を入れていきます。データから他と比べても多いことがわかっています」と，この地域診断書が根拠資料になりますね。

(5) 優先対象地域を選ぼう

先生：「認知症予防」という優先課題がわかったので，次は，市町村内のどの地域に介入するべきかを調べましょう。

先ほどのニーズ調査の「分析結果の提供」の画面に戻って，今度は，「小地域レベル（小学校区・包括区・行政区など）」の「地域診断書」をクリックします（図S-7）。

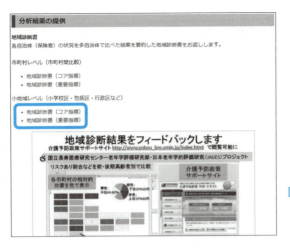

図 S-7　「小地域レベル（小学校区・包括区・行政区など）」の「地域診断書」をクリック

　　　見たい地域を選択します（複数選択もできます）。

　　　「指標名」から，優先課題としてあがった「物忘れが多い者の割合」を選択します。年齢層や性別ごとの結果を表示できます。今回は，上の「対象グループの選択」から，「前期高齢者」を選択します。

　　　各地域の色を確認しましょう。色分けは 3 分位で，悪い地域から赤，黄，緑の順です。赤色の地域がありますね。

　保健師：あ〜。なんだかわかるような気がします。ここが，優先して介入するべき地域ですね。

(6) まとめ

　先生：ここまでできれば，あとは地域診断の結果をどう使うか，ですね。

　保健師：日ごろ実感していた健康課題と，データで見る健康課題とは，違っていたり，意外と合っていたりしました。

　先生：今回は，量的データ・情報だけを見た結果ですが，「実感」という質的データ・情報も大事です。量と質が揃って初めて地域診断といえます。

　保健師：質的な情報は，行政職員などが普段の業務の中で集めていくことができると思いますが，意識していなければキャッチできないと思います。住民と関わる中で，常にアンテナを張っておきたいです。

　先生：そうですね。普段から住民の声や地域の実情を整理しておくなど，効率よく質の情報を集める工夫が必要でしょうね。

　保健師：今まで，量的地域診断には時間や手間が掛かっていましたが，この「地域マネジメント支援システム」（JAGES HEART）を使えば，簡単に，量的データをもとにした地域診断ができますね。

　先生：今後，もっと活用されていくでしょう。経年変化を追って見ていくこともできるので，介護予防事業の評価にも役立つかもしれませんね。

　保健師：評価にも使えるツールですか。もっと使ってみたくなりました。

統計の知識がないのですが……

 「地域マネジメント支援システム」は，統計に詳しくなくても使えます。ただ，相関係数を知っておくと，より便利に使えます。相関係数は，たとえば，「人との交流頻度」と「認知機能」など，2つの値の関係の強さを示します。−1〜＋1の間の値となり，＋1に近いときは2つの値に正の相関がある，つまり「交流頻度が高いほど，認知機能も高い」となります。反対に，相関係数が−1に近ければ負の相関がある，つまり「交流頻度が高いほど，認知機能は低い」ということになります。

column 「見える化」システムと JAGES

「見える化」システムにも，いくつかあります。

厚生労働省の地域包括ケア「見える化」システムでは，介護保険事業計画策定に有用な要介護認定者数や医療・介護資源などの情報が「見える化」されています。介護予防に関する情報は，2018年時点ではあまり載っていませんが，今後，徐々に機能が拡張される見込みです。

これのプロトタイプを開発したのが，日本老年学的評価研究（JAGES）プロジェクトです。JAGESでは，介護予防に有用な「見える化」システムを開発してきました。WHO神戸センター（WKC）の都市における健康の公平性評価・対応ツール（Urban Health Equity Assessment and Response Tool；Urban HEART）も参考にしながら，WKCと共同開発したので，"JAGES HEART" とか，「地域マネジメント支援システム」と呼んでいます。

これにも2つあります。一つは，JAGES調査に参加した市町村を対象にしたもの，もう一つは，介護保険者である市町村が行った「介護予防・日常生活圏域ニーズ調査」（ニーズ調査）データをJAGESに提供した保険者（市町村）を対象にしたものです。下記のサイトで見ることができます。

　　URL：https://www.jages.net/project/jagesheart/

JAGES調査は，ニーズ調査の独自項目を増やした拡張版にあたるものであり，効果的な介護予防政策立案のための学術研究目的で，市町村と共同研究協定を締結して，実施しています。そのため，厚生労働省や日本医療研究開発機構（AMED）などからの公的な研究助成を受けながら進められています。市町村間比較に耐えるよう，データの質を一定に保つため，JAGESが調査の実施を受託し，参加市町村間で調査方法を統一して，調査を行っています。それに対し，保険者がそれぞれ行っているニーズ調査データには，データの質にバラツキがあることがわかってきています。

JAGES調査への参加についてのお問い合わせ，お申し込みは，下記まで。

　JAGES URL：https://www.jages.net/renkei/survey/

　JAGES千葉事務局メールアドレス：chibaadmin.ml@jages.net

2) 地域診断を活用した取り組み事例

地域診断書を活用し，地域の課題の把握や介護予防政策の立案に取り組んでいる市町村があります。それぞれ，

・地域ごとの課題の違いがわかる。

・地域ごとの課題の背景や要因を考えるきっかけとなる。

・多部門・多職種の連携のきっかけとなる。

・地域住民に参加してもらうきっかけとなる。

などの手ごたえを得ているようです。

ここでは，地域診断書を活用した市町村の研修会の実施事例を紹介します。地域診断書の活用の仕方の参考にしてください。

◆千葉県柏市

柏市は，千葉県の北西部に位置し，東西約 18 km，南北約 15 km，面積 114.74 km²，人口 415,657，高齢化率 25.3%（2017 年 9 月 30 日現在，住民基本台帳人口に登録のある者の同年 10 月 1 日年齢より）で，JAGES「健康とくらしの調査」には，2010-2011 年度，2013 年度，2016 年度と，3 期続けて参加しています。

ここでは，2016 年度「健康とくらしの調査」データに基づく日常生活圏域の特徴や課題などを把握し，その課題解決の方向や具体的な取り組みなどの手掛かりを関係者間で共通理解できることを目的とした研修会の実施プロセスを紹介します。

① 第 1 回「データの見える化（理論編）」研修（2017 年 8 月）

柏市社会福祉協議会の主催で開催。支えあい推進員 13 名，支えあい会議 25 名，地域包括職員 10 名，社協職員 10 名，市職員 31 名が参加しました。

目的は，地域診断から見える高齢者の状態把握と市の現状を知ることです。

「社会参加しやすい地域づくりによる介護予防」と題して，JAGES の近藤克則代表が講義。JAGES「健康とくらしの調査」による知見から，社会資源（ソーシャル・キャピタル）や健康格差が，高齢者の心身状況に大きな影響を与えていること，これらの視点からの社会的介入が重要であること，また，地域診断書を用いると高齢者の心身状況についての分析（都市間および都市内）が可能となることが，柏市および市内日常生活圏域を例に示されました。

② 第 2 回「データの見える化（実践編）」研修（2018 年 1 月）

柏市の主催で開催。支えあい推進員 14 名，支えあい会議 24 名，地域健康づくり推進員 17 名，地域包括職員 33 名，社協職員 13 名，市職員 19 名が参加しました。

目的は，地域診断書を用いた日常生活圏域ごとのグループワークです。

柏市内にある 20 の圏域別に 5～7 名ずつのグループに分かれ，① 自分の圏域の特

補章　地域診断の実践

徴を理解する → ② 特徴の要因・背景を探る → ③ 課題の解決策を考える，の順で，70 分のグループワークを行いました。

　①〜③の各段階で，特徴的な指標が見られる圏域から，その社会的背景や課題解決の実践事例について報告してもらい，参加者全体での共有や意識啓発の機会としました。

②-1 地域診断書活用プロセス

　まず，柏市全体の特徴を例示し（図 S-8），次に，市内の圏域間で比較して（図 S-9），課題の要因や背景を探る手掛かりを検討していきました（表 S-1）。

　その他，下記のような取り組み紹介や提案がなされました。

・「通いの場」に多様な参加者を引き込む工夫として，障害者施設の地域交流スペースを活用した，「ピンポン教室」（「卓球」とはせず，初心者も気軽に参加しやすいよう，ネーミングを工夫）を定期開催。男性や障害者も参加するようになり，また，経験者が初心者に教え，住民同士の交流も深まったという事例。

・「通いの場」への参加を促すための環境づくりの一環として，早起きの人を対象にした「朝サロン」の提案。

②-2 まとめ

　柏市の中でも，各圏域間での差が大きいこと，また，地域差はなくても課題の要因や背景が地域ごとに異なることも発見できました。

　グループワーク（討論）は，多様な職種や立場からの参加者が，ともに地域の特徴から要因や背景を考え，解決策を導き出す方式でした。多岐にわたる解決策が出た背景には，同じ地域診断書を見ても，それぞれの立場で視点が異なるということが考えられます。グループワークを行う際には，多種多様な職種の参加が重要であることも発見できる研修会となりました。

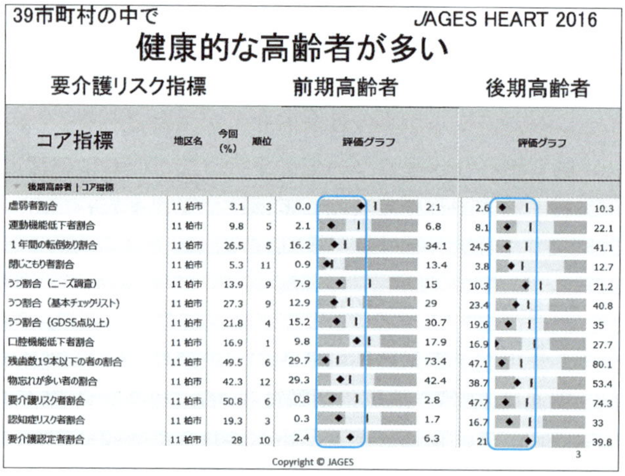

図 S-8　柏市全体の特徴

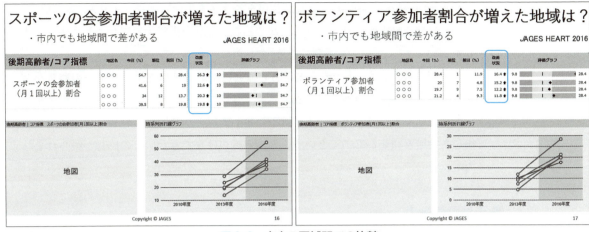

図 S-9　市内の圏域間での比較

表 S-1　地域の課題の要因・背景と解決策の検討例

特徴	要因・背景	解決策
経年変化で「スポーツの会参加者割合」が顕著に増加した。	・地域の市営プールが温水プールに変わったため，利用者が増えた。 ・運動の大会（グラウンドゴルフなど）の開催や小学校のグラウンドを利用した運動などが盛ん。	・スポーツ施設や利用できる公園・運動場の場所などを地域住民に伝える。 ・運動の大会の開催を継続する。
「残歯数19本以下の者の割合」が非常に多かった。	・がん検診などは実施されているが，歯科検診は近くで行われていない。 ・車を所有していない人が多いので，検診が近くで行われていなければ出向きにくい。	自家用車がなければ移動が難しく，公共交通機関の本数も少ないため，歯科検診を近隣で行うように計画する。
「ボランティア参加者割合」は，2016年度で柏市平均より低いが，経年変化では，2013年度と比較して顕著に増加した。	農業従事者が多く，以前は地域の人との結びつきが強い地域だったが，最近は弱くなったと感じている。	現在，結びつきを復活させようと支えあい推進員らが積極的に働き掛けており，今後も継続して取り組む姿勢を示している。ボランティア参加者割合の増加も，働きの一定の効果が現れている証拠と思われる。
「スポーツの会参加者割合」「趣味の会参加者割合」が低い。	・農業を営む人が多く，退職や休日という認識がないため，余暇時間を利用した「通いの場」への参加や公園での運動が少ない。 ・まわりの目が気になり，公園などが利用しにくい。 ・義理の両親と同居している場合など，スポーツの会や趣味の会に参加しにくい。	個人の認識によるところが大きい。スポーツの会や趣味の会などを含む「通いの場」への参加を呼び掛ける，誘い出すことを続け，それらの参加に対する意識改革を行う。

85

補章　地域診断の実践

　介護予防政策は，最終的には地域住民を巻き込まなければなりません。本研修は，今後の地域活動実践に結びつけるための知識・経験を獲得する機会として実施しました。

　市の担当者からも，「今後，支えあい推進員や地域包括支援センターの職員などが，各圏域において地域住民を巻き込み，地域診断 → 社会資源づくり → 介護予防実践に役立てていけるよう，まずは市が生活支援体制整備を実施し，介護予防と連携した地域展開をしていくということの意識づけができた」との感想が得られました。

◆千葉県船橋市

　船橋市は，千葉県の北西部に位置し，東西約 14 km，南北約 15 km，面積 856 km²，人口 626,809，高齢化率 23.0％（2016 年 11 月 1 日現在，住民基本台帳人口に登録のある者の同年 1 月 1 日年齢より）で，JAGES「健康とくらしの調査」には，2016 年度に参加しています。

　ここでは，2016 年度「健康とくらしの調査」データに基づく地域診断の方法について学び，他部局との交流を促進することを目的に開催した研修のプロセスを紹介します。

①「平成 29 年度ふなばし健やかプラン 21 専門職研修」（2018 年 3 月）

　地域包括ケア推進課，介護保険課，包括支援課，看護専門学校，保健総務課，地域保健課より，職員（専門職，事務職）60 名が参加しました。

　まず，「導入」のパートでは，「社会参加と健康づくり・地域の特徴を把握する方法」と題して，JAGES 研究者の亀田義人氏が講演。JAGES の取り組み内容と，社会参加や地域の資源（ソーシャル・キャピタル）と健康との関連について，講師が実際に船橋市内を街歩きして得られた所見が，写真とともに示されました。

　次に，「地域診断」のパートでは，まず，他部局職員との交流が進むように，ペアになっての自己紹介と他己紹介，本研修の進め方についての説明に続いて，下記のような流れでグループワークが行われました。

①-1　地域診断の事前準備とグループ討論

> 〔地域診断の事前準備の例〕
> ・手持ちの業務データを最大限に活用する。
> ・すでに計画されている調査に必要な項目を追加する。
> ・公的統計を二次利用する。
> ・健康格差対策のための独自調査を行う。
> ・行政内外の部署や機関との連携によりデータを入手する。

地域の健康度を測る指標について，参加した職員が現在の，または今までに所属していた部局では，どのようなデータが活用できるのか，もしくはどのような調査をすればよいかを，グループで話し合ってもらいました。

①-2　ベンチマークと優先順位づけ

まずは項目一覧にどのような指標が含まれているかを確認してもらいました。その上で，何を見たいのか，どのような値になっていることが予想されるか，予想に対して，実際のデータで確認した結果，どのようになっていたか，地域診断書を用いて調べてもらいました。そしてその上で，どの地域でどのような課題に取り組むか，グループで話し合ってもらいました。

①-3　取り組み例，既存事業をあげる

①-2 で明らかになった地域の課題をどのように解決するか，既存事業の中から解決手段として活用できそうなものをあげてもらいました。

①-4　取り組みの評価と PDCA，手掛かり発見の例

始まりから中間過程，最終結果と，一連の流れを意識した指標を設定することについて説明しました。よい指標を選ぶための注意事項，また，解決に向けた指標間の関連に関して，仮説検証方法についても説明しました。

②まとめ

研修後に行ったアンケートでは，「研修の内容は理解できたか」という問いに対しては，「よく理解できた」24 名，「まあまあ理解できた」28 名，「あまり理解できなかった」0 名との回答が得られました。

「自身の事業に，今回の研修の内容を活用できそうか」という問いに対しては，「活用できると思う」24 名，「活用したいと思うが，できるかはわからない」27 名，「活用したいと思わない」および「活用できる場面がない」0 名，「その他」1 名との回答が得られました。なお，「活用したいと思うが，できるかわからない」理由は，本研修で触れてみたものの，まだ使いこなす自信がない，というものでした。

また，「地域の状況と課題の抽出の仕方が理解できた」「グループワークを通して，他部局の人との視点の違いが勉強になった」「市民ヘルスミーティングを開催するに当たっての，話の進め方や，指標・課題の示し方などがわかった」などの声も聞かれました。

◆神奈川県横浜市

横浜市は，神奈川県の東部に位置し，東西約 23 km，南北約 31 km，面積 434.43 km²，人口 3,649,259，高齢化率 24.9%（2017 年 9 月 30 日現在，住民基本台帳人口

補章　地域診断の実践

に登録のある者の同年 10 月 1 日年齢より）で，日本一人口が多く人口密度の高い政令指定都市です。JAGES「健康とくらしの調査」には，2013 年度，2016 年度と，2 期続けて参加しています。

　ここでは，2016 年度「健康とくらしの調査」データに基づく区や包括区の特徴や課題などを，区役所職員や地域包括支援センター職員間で共有した上で，他区で実施している方策を参考に，解決の方向性や具体的な取り組みを共通理解することを目的に実施した研修のプロセスを紹介します。

①「平成 29 年度介護予防研修（実践編）　地域診断に基づく健康なまちづくり —健康とくらしの調査から見えてくるもの—」（2017 年 12 月）

　地域包括支援センター（138 名）および区役所（27 名）の職員 165 名が参加しました。

　まず，JAGES の近藤克則代表が，「地域づくりによる介護予防—その根拠と地域診断の位置づけ—」と題して講演（40 分）。地域包括ケア登場の背景，厚生労働省の政策動向，地域づくりによる介護予防の効果，JAGES 調査の概要について解説されました。

　続いて，区ごとに分かれてワークショップ（グループ討論）を行いました（45 分）。1 テーブルあたり 4〜6 包括区の担当職員に区役所の職員を交えて，約 30 のグループで区ごとの課題や特色を把握し，共有しました。各自の自己紹介の後，現状把握（主な所見，その理由）を紹介し，課題を抽出して，取りうる方法を話し合った上で，全体で結果を報告し合いました。

② 地域診断書活用プロセス

　まず，横浜市全体の特徴や課題を例示し（図 S-10），次に，市内の包括区間で比較して（図 S-11），課題の要因や背景を探る手掛かりを検討していきました。

　これらの資料から，市の健康課題が見出されました。また，健康無関心層，特に男性高齢者の参加を促すことが難しいという声が多く聞かれたため，市内でも男性高齢者の参加率が高い地域から，下記のような取り組みや工夫を紹介してもらい，共有しました。

〔男性高齢者の参加を促す工夫〕
・男性が好みそうな趣味の会を発足（例：レコード，こだわりのあるコーヒー，麻雀）
・会の種類を増やすために，ケアプラザが連携。
・会の後に，アルコールを提供することを許可。

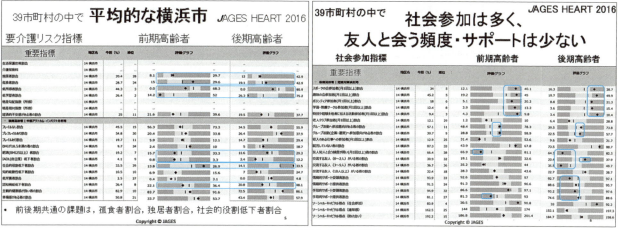

図 S-10 横浜市全体の特徴

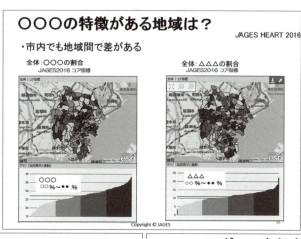

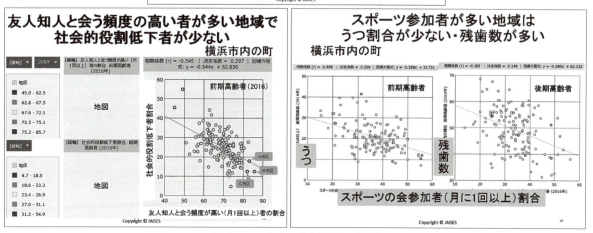

図 S-11 市内の包括区間で比較

③まとめ

　　日本で最も人口が多い都市である横浜市を調査することで，日本の都市における介護予防対策を考える指標となりうると考えられます。

　　大きな都市であるため，同じ市内でも，異なる背景や要因をもつ区や包括区があ

89

ること，課題の地域差が大きい指標があること，地域差はない区・包括区間であっても，要因や背景が異なることも発見できました。

　今回のワークショップでは，区役所の職員とその区の包括区の職員が，区内包括区の課題や特徴を共有し，要因・背景と解決策を考え，その上で課題解決のための他区や他包括区の成功事例を分かち合いました。

　介護予防政策を成功させる上で，他部門とも問題意識を共有する必要性があるということが広く認識され，また，市民参加を促すための実践に活用できる知識・成功事例を獲得する機会となりました。

　参加した区役所の職員と包括区の職員からは，下記のような感想が得られました。
・事業の改善方法を考えるきっかけが得られた。
・介護予防活動の根拠を理解できた。
・市内の他の区と比べることで，市や自区の状況把握ができた。
・普段の業務と地域の実際との間の感覚的ズレを認識できた。
・他部門と連携する必要性を感じ，問題意識の形成のきっかけになった。
・区と包括区で課題を共有し，連携につながった。
・他地域と事例を共有することで，住民への働き掛けのヒントになった。
・活用できる地域の資源の発掘が課題だと気づくことができた。

◆長野県松本市

　松本市は，長野県西部に位置し，東西約 52.2 km，南北約 41.3 km，面積 978.47 km²，人口 240,628，高齢化率 27.4%（2017 年 9 月 30 日現在，住民基本台帳人口に登録のある者の同年 10 月 1 日年齢より）で，JAGES「健康とくらしの調査」には，2016 年度に参加しています。

　同市は，市民の健康づくりを積極的に進めていました。しかし，個々の事業は，担当者の思いや経験に基づいて立案される傾向があり，科学的思考による施策のマネジメントを行う必要性がありました。また，健康づくりや介護予防について行政側が必要性を訴えても，住民には行動する動機がないという課題がありました。

　ここでは，こうした課題解決を図るべく企画された研修のプロセスを紹介します。

① 第 1 回「健康とくらしの調査結果活用に向けた職員研修会（概要編）」（2017 年7 月）

　住民からの問い合わせに対応できるよう，調査概要・調査結果の見方の共有を目的に実施し，35 地区の現地職員が参加しました。

　JAGES 研究者の宮國康弘氏が，「地域マネジメント支援システム」の操作方法を説明し，参加者にも実際にこれを操作して，市町村レベルまたは小地域レベルで良かった指標・悪かった指標を探し，背景要因の仮説や対策案などをワークシートにまとめる作業をしてもらいました。

② 第 2 回「健康とくらしの調査結果活用に向けた職員研修会（実践編)」(2017 年 11 月）

各地区の担当職員の間でシステム操作や仮説の検討が進むことを期待し，第 1 回研修会の 4 か月後に開催しました。

②-1 地域診断書活用プロセス

住民公開を間近に控えた第 2 回研修会では，JAGES の近藤克則代表から，松本市全体の傾向として，

・社会参加は多い（学習・教養サークル参加は第 1 位）。
・リスクは平均的。
・うつ・物忘れと，運動グループ参加が平均以下。
・これらの指標間には相関関係がある。
・市内 35 地区で，運動グループ参加率に最大 4 倍の差がある。

といったことが示され（図 S-12，S-13），これらのことから，うつ・物忘れへの対策として，「運動グループ参加率を上げる」という方法を掲げました。

市内でも運動グループ参加の多かった 4 地区それぞれの担当職員が，運動グループへの参加を促す 4 つの仮説，すなわち，① 公園や遊歩道が整備されている，② 運動の指導者がいる，③ 公民館などで運動講座を開催している，④ 地域でスポーツ大会が行われている，を立てました。

さらに，多部局の職員が集まって，この 4 つの仮説を共有し，職員や研究者らで検討を行いました。

②-2 まとめ

地域診断書の結果が，地域特性や住民の実感に即していたことが幸いし，担当課以外の部局の職員にも興味をもってもらえました。

ただ，地域特性に即した結果であったとはいえ，やはり，解釈が困難なところもあります。その際には，思い切って住民に「聞いてみる」ことで，思いもよらない解釈が返ってくることがあります。

たとえば，A 地区では，前期高齢者の社会参加が低くて要介護状態となるリスクが高いのに，後期高齢者ではその逆になるという結果がありました。そのことについて，地区の公民館長から，「40 年前の分譲地に流入した人がちょうど 75 歳以上になっており，その人たちが健康なだけで，もともと A 地区で生まれ育った前期高齢者はリスクが高いのではないか」という解釈がありました。この場合，解釈の真偽（たとえば，A 地区における分譲地の世帯数や年齢別人口）よりも，「公民館長の危機感が，A 地区の前期高齢者に伝播すること」の方が重要ともいえます。

その際，行政側は，保健師などが地域に寄り添い，見当違いな対策を立てないよう（できれば，JAGES の研究成果などを引用し），住民のガイド役となることが望

補章　地域診断の実践

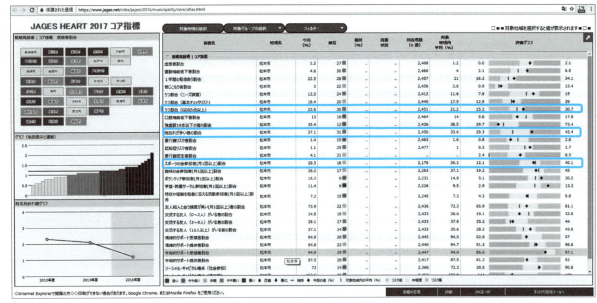

図 S-12　松本市の地域診断結果

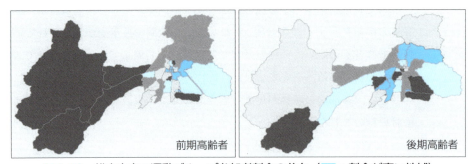

図 S-13　松本市内の運動グループ参加者割合の分布（■：割合が高い地域）

ましいです。

　第2回研修会から2か月経った2018年1月には，現地機関の一つである公民館の職員たちが，地域診断書の活用について，自主的に研修会を企画しました。

　松本市の公民館は，学習を通じた住民の主体形成に重きを置いており，研修会は，「地域診断書を学習材料とし，住民とともに地域活動を起こそう」と総括されました。

◆愛知県東海市

　東海市は，愛知県の西部に位置し，東西約8km，南北約11km，面積43.43km^2，人口113,727，高齢化率21.16％（2017年9月30日現在，住民基本台帳人口に登録のある者の同年10月1日年齢より）で，JAGES「健康とくらしの調査」には，2010-2011年度，2013年度，2016年度と，3期続けて参加しています。

　2017年度は，介護保険事業計画策定という，重要な時期でした。東海市では，

JAGES の調査結果を介護予防施策立案につなげていくため，近隣市町と共同で，地域全体での介護予防の取り組みの底上げをねらいとするワークショップを開催しました。ここでは，そのプロセスを紹介します。

① 共同研修会

市町職員の地域診断についての理解を深めるため，①「地域マネジメント支援システム」の操作方法を習得し，② 地域診断結果から各市町の地域課題を抽出し，その対策について検討することを目的として実施し，東海市とその近隣5市町から計27名の職員（保健師19名，事務職5名，その他3名）が参加しました。

ワークショップ形式で行い，企画立案した東海市保健師が進行を担い，研究者ら6名が講師やファシリテーターを務めました。

まず，オリエンテーションで趣旨説明を行い，続いて，「地域マネジメント支援システム」の操作方法について講義を受けながら，パソコンを1人1台使用し，実際に作業しました（60分）。

次に，市町別のグループワークで，地域課題の抽出と対策についての検討を行いました（50分）。

地域課題の抽出は，① JAGES 調査参加市町村の中での，当該市町村の相対的な位置づけや特徴の確認，② 当該市町村内での，小学校区の特徴・課題の把握，の2つの視点で行いました。

最後に，グループワークの結果を全体で共有しました。

② まとめ

東海市では，2012年から JAGES 研究者と共同研究会を行い，JAGES 調査のデータが保健師の地区組織活動につなげられるのではないかと検討してきました。また，東海市は，介護保険を知多北部広域連合（東海市・知多市・大府市・東浦町）で行っており，東海市以外の各市町の地域課題の分析や保健師の介護予防などの地区組織活動にとっても JAGES のデータは大いに役に立つと判断し，近隣市町と合同で研修を開催する運びとなりました。各市町の職員は，地区別の豊富なデータに感動しながら，楽しく地区分析をすることができました。

参加者に対して行ったアンケートによると，研修会への満足度は全体的に高く，「地域マネジメント支援システム」の機能についても，「地域状況の『見える化』に役立つか」および「地域課題の発見に役立つか」という問いに対し，「役立つ」との回答が80%，「改善の手掛かりを得るのに役立つか」という問いに対しては，「役立つ」との回答が60%と，高評価でした。

補章　地域診断の実践

◆愛知県名古屋市

　名古屋市は，愛知県の西部に位置し，東西約 24 km，南北約 25 km，面積 326.43 km²，人口 2,294,952，高齢化率 24%（2016 年 3 月 31 日現在，住民基本台帳人口に登録のある者の同年 4 月 1 日年齢より）です。

　ここでは，同市における，地域ケア会議の構築に向けた研修の実施プロセスを紹介します。

　名古屋市各区の地域ケア会議に関係する区役所，保健所，地域包括支援センター，社会福祉協議会や当事者といった多職種を対象に，2014 年度から 2016 年度にかけて多職種協働研修を計画・実施しました。以下，「導入期」「展開期（1）」「同（2）」の 3 期に分けて，取り組みの概要を解説しながら，その成果や課題を振り返ります。

　なお，JAGES が運営する「地域マネジメント支援システム」は，地域ごとの要介護リスクや高齢者のニーズ，介護予防に資するリソースを「見える化」するもので，名古屋市は，システム開発のための「健康とくらしの調査」に 2010-2011 年度から参加しています。地域診断の研修においても，多職種メンバー間で共有できるシステムとして，積極的に活用しました。

① 導入期（2015 年 2 月）

　地域ケア会議メンバー，つまり，地域の支援者が，地域特性に応じた介護予防や生活支援ニーズに対応した支援の重要性を理解し，地域ケア会議や地域包括支援の活動をイメージできることを目的とした講演会「健康とくらしの調査 2013 報告会」を開催。

　JAGES の近藤克則代表が，「地域診断に基づく健康なまちづくり」と題し，2013 年に JAGES が実施した調査で明らかとなった，名古屋市における高齢者の実態や地域特性，そして，地域の特性に応じた支援の重要性を説明しました。

　研修後に行ったアンケートでは，回答者 155 名のうち 9 割が，「地域特性に応じた支援の重要性を理解できた」と回答しており，また，8 割から，高齢者支援を課題として認識し，課題解決の決意表明が見て取れる回答が得られました。

　一方で，「地域や地区のトップが福祉は民生委員の仕事だと思っている場合，各種団体の協力を得ることが難しく，行動力が足りなくて困っている」という意見も見られたことから，「福祉は民生委員の仕事である」という認識が，地域役員の協働を阻害している要因の 1 つであることに気づかされ，この打破が今後の課題として残されました。そして，地域診断の困難性に対して，協働体制で臨む重要性を認識させられました。

② 展開期（1）（2015 年 8 月）

　実際に他地域で取り組まれた先駆的な事例を紹介し，各区の多職種がデータを使って課題のある重点地域を見つけるというワークショップを行いました。具体的

な方法を協働で考えるというのがその目的です。

　対象者が16区の多職種で，大規模な研修であること，よって，内容の影響力が非常に大きいこと，また，地域ケア会議を進める上で，参加者に十分な知識を提供することが喫緊の課題であることから，プロジェクトを立ち上げて，定期的に打ち合わせ会議を開催することにしました。プロジェクトのメンバーは，JAGESの研究者・関係者と，市の研修担当課の職員で，月に1回の定例会とし，研修開催までに4回のプロジェクト会議を行いました。

　そして，他のJAGESの研究者・関係者からも協力を得て，「地域特性に応じた支援の強化を考える」というテーマで研修を開催。16区の各所属から1区あたり4～5名の参加がありました。講師としては，JAGESの近藤代表，地域の特性に応じた支援に先駆的に取り組んでいるJAGES研究者2名，地域診断に力を入れている地域包括支援センターのセンター長に依頼しました。

　また，「地域マネジメント支援システム」の操作方法について，職員が説明。研修の後半では，地域ケア会議における実際の取り組みをイメージするため，各区の各所属部署の代表者でテーブルを囲み，当区の地域診断に取り組んでもらうグループワークの手法をとり，参加者が区ごとに16のテーブルに分かれて，「地域マネジメント支援システム」のデータから地域診断を行いました（写真S-1）。

　地域診断に取り組んだことのない人にとっては，このグループワークが大変な作業になるのではという危惧がありましたが，データから地域の特性を把握する作業と，実際に地域支援を行っている職員が把握する地域住民の声が合わさり，さまざまな専門職の強みを活かした地域診断が行われました。

　地域課題抽出ワークシートに用いた枠組みとしては，地域包括ケアシステムの構成要素が互いに連携しながら有機的な関係を担っていることを表した「植木鉢の図」を参考としました（図S-14）。また，地域診断で使用したデータとしては，「地域マネジメント支援システム」から作成したものなどを活用しました。

　研修後に行ったアンケートでは，回答者77名のうち6割が，「地域診断に意欲がある」と回答し，また，9割以上が，「情報の見える化」「課題の発見」「改善の手掛かり」の3項目いずれもが，地域診断上，重要項目だと回答していました。

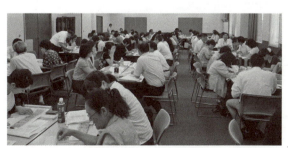

写真 S-1　地域診断のグループワークの風景

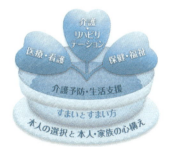

図 S-14　地域包括ケアシステムの「植木鉢」
（2016年3月，地域包括ケア研究会報告書より）

つまり，このグループワークを通して，地域ケア会議のメンバーの大半が，地域診断の重要項目を理解し，課題解決への意欲を表明したことが示唆されます。また，関係する全職種が一堂に会する研修を行ったことで，多職種で行う地域ケア会議のイメージを把握・共有できました。さらに，専門性や強みを活かした包括的地域診断こそ，水準の高い地域診断を可能にするということが改めて認識されました。

③ 展開期（2）（2015 年 12 月）

参加者に，住民参加型地域づくりを行うための手順，コツやポイントを学んでもらい，各区の地域包括ケアシステム構築に活かすことを目的として，「住民参加型の地域づくりについて考える」というテーマで研修を開催。今回の研修は，ファシリテーション能力を高めるという意味合いが大きく，この分野の研修をすでに手掛けていた，社会福祉協議会との共催で行うことにしました。

今回も，16 区から関連部署の職員が参加し，JAGES の研究者・関係者より協力を得て，JAGES の近藤代表が，住民と協働して行う地域づくりについて，先駆的な他市町村の取り組み紹介を交えた講義を行いました。また，事例紹介として，地域包括支援センターから地域診断の取り組みと，社会福祉協議会から民生委員の活動が紹介されました。社会福祉協議会の取り組みとしては，上記「導入期」の研修に参加した民生委員らが，「私たちも何かやろう」と，サロンの立ち上げに奮闘した経過が紹介されました。その中心となった民生委員 3 名も登壇し，地域に対する熱い思いを語りました。

後半のワークショップでは，区ごとに 16 テーブルに分かれ，地域ケア会議における実際の手順を確認するため，多職種がどのような役割をもって関わっていくか，紹介された事例をもとにイメージを膨らませ，「どのタイミングで」「どの機関が」「何を」行うかを，付箋に記入し，模造紙大のワークシートに貼り付けていきました（図 S-15）。

検討するテーマとして，「サロンの立ち上げ」と「ボランティアの養成」の 2 つを設定し，専門職を中心とした関係機関の役割分担だけでなく，地域住民への働き掛けについての役割分担も行いました。完成したワークシートの共有については，16 区が個別に発表を行うと膨大な時間を要するため，各区のテーブル上にワークシートを置き，個々人が歩き回って各区のワークシートを確認し合いました。その際，よい取り組みだと思う部分に，各自が小さな円形のシールを貼っていきました。

研修後のアンケートでは，回答者 90 名のうち 9 割以上が，研究者の協力を求めていることがわかりました。また，16 区中 13 区において，地域ケア会議の取り組みが実施・予定されているものの，協働で取り組んではいないことを示唆する結果が得られました。つまり，地域ケア会議のメンバーの大方が，役割分担やファシリテーション能力について理解したといいつつも，頭の中だけの理解でとどまっていることがうかがわれました。各所属の役割分担を明確に行って実践すること，コン

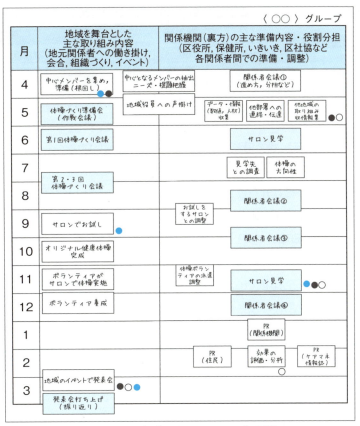

図 S-15　完成したワークシートの例

2つの事例をもとに，①「介護予防の機能をもった高齢者サロンの立ち上げ支援」，②「学区オリジナル健康体操の作成および普及ボランティアの養成」をテーマとして，小学校区レベルで住民協議の場を設定するまでの段取りについて，関係部署の役割分担やスケジュールなどを検討した。

サルタントとして研究者が参加することの必要性が示されました。

　なお，「導入期」と「展開期 (2)」における地域連携状況については，「行政職員・高齢者支援担当者・地域役員などとの連携はとれていますか」という質問に対して，「とてもよくとれている」＝5から「全くとれていない」＝1の5段階で回答してもらい，分析しました。2つの期（2群）の間で，独立サンプルの t 検定を用いて群間比較を行ったところ，地域包括支援センターにおいて参加者評価が最も高く，地域役員および地域包括支援センターで評価得点が有意に上がっていました（表 S-2）。

④ まとめ

　本研修を通して，多様化した超高齢社会を包括的に支援するには，多職種が連携・協働して，地域の現状と課題を把握し，PDCAサイクルに沿った活動を展開することによって，より高い地域ケア会議の構築を目指すことの重要性が明らかになりました。

表 S-2　高齢者支援についての地域連携状況に対する参加者評価

参加者の所属	導入期			展開期（2）			
	n	mean	SD	*n*	mean	SD	*p*値
地域役員	131	2.60	0.88	83	2.88	0.63	0.0068*
地域包括支援センター	119	3.13	0.83	70	3.39	0.60	0.0230**
保健所	125	2.49	1.07	77	2.73	0.94	0.0973
区役所	131	2.74	0.88	82	2.71	0.90	0.7911

mean：平均，SD：標準偏差，＊：$p<0.01$，＊＊：$p<0.05$。

　得られた成果，さらに，見出された課題および今後の取り組みに関する示唆を下記にまとめます。

〔研修の成果〕

・地域の課題の把握，解決に，多職種の連携と協働で取り組む意欲が高まった。

・全16区から集まることで，各他区がどのような活動を行っているのかという実態把握ができただけでなく，相乗効果につながる支援を展開することができた。

・研修活動をていねいに振り返ることで，課題や目指すべき到達点が明確となった。地域を包括支援する他の市町村職員や後任者にとっての示唆になりうると期待できる。

〔課題と展望〕

・地域役員の合意形成を図るために，役員を特定せずに地域ケア会議の構築にかかる普及・啓発を行うことが求められる。

・地域ケア会議のメンバーが協働して包括的地域診断を行い，地域住民とともに課題解決について取り組むことができるように，研修支援の充実・強化を図る必要がある。

・多職種連携機能における役割分担を具体的に決めるために，早急に討議し，決定する場を設けるとともに，連携・協働における効果検証を行う必要がある。

参考文献

・Wieland, D., *et al.*(1996)：The interdisciplinary team in geriatric care. *American Behavioral Scientist*, 39 (6)：655-664.

・村山洋史，他（2013）：地域包括支援センター職員への地区診断研修プログラムの効果．日本公衆衛生学会誌，60（1）：10-18.

・岡田尚，他（2015）：委託型地域包括支援センターに対する地域活動支援—神戸市における「地域診断研修」—．保健師ジャーナル，71（8）：704-710.

・Mertler, Craig A.(2014)：Action Research：Improving Schools and Empowering Educators, 4th ed., SAGE Publications, p.3-33.

付録 コピー／ダウンロードして使える資料集

1. 各プロセスの進め方のポイントと To Do ……… 100
   （共通認識の形成期／運営主体の形成期／運営・拡大期／評価期）

2. 部署間連携のためのアクションチェックリスト ……… 105

3. 研修会プログラムのフォーマット ……… 106

4. 活動費用確保のための役割分担チェックリスト ……… 107

5. 動画「憩いのサロン」 ……… 108

6. スライド「エビデンス集」 ……… 108

※ 1 〜 4 は，下記より PDF をダウンロードできます。
　日本看護協会出版会 URL：http://www.jnapc.co.jp/
※ 5 ， 6 については，p.108 を参照してください。

共通認識の形成期

必要期間：数か月～1年程度

ポイント

地域づくりは，関係者間で認識を共有することから始まります。

認識を共有する関係者には，

- 介護予防に関わる行政職員
- 地域づくりに関わる行政職員
- 地域包括支援センター，社会福祉協議会
- 介護や保健・医療に関わる事業者や専門職団体，NPO，企業
- 自治会長や区長，老人クラブ役員，民生委員，地域で活動するボランティアなど，地域住民の世話役

など，幅広い人々が含まれます。行政関係者だけでなく，地域の組織や，地域のリーダー，世話役まで巻き込むことがポイントです。

共通認識を形成するための研修会を，参加対象を広げながら必要に応じて数回にわたって開催し，

- 「地域づくりによる介護予防」の必要性
- 取り組みのイメージや方向性
- 立ち上げや運営の方法

などについての認識を共有します。

市町村の規模などによって，数か月～1年ほどかかります。

To Do

☑ 市町村担当職員を対象に研修会を実施する。

☑ ファシリテーションスキルについて学ぶ機会を設ける。

☑ 住民を対象に研修会を実施する。

MEMO

運営主体の形成期

必要期間：2・3か月〜半年程度

ポイント

活動の担い手となる住民（ボランティア候補者）の集団化を図ります。

研修会を開き，それぞれの思い，経験を語る中で，地域の社会資源や地域に根差した文化などを出し合ってもらい，「通いの場」の基本方針やイメージ，活動の具体的な内容，運営方法などについて，初期段階での合意形成を図りましょう。

形成期には，以下のような活動を行います。期間は，一般的には2・3か月〜半年程度です。

・ボランティア候補者（ボランティア活動に関心をもつ人）を対象とした研修会の開催。

ねらいは，住民に地域の課題や活動を「自分事化」してもらい，担う人たちを集団化し，運営主体を形成することです。参加募集に際しては，対象者や声掛けルートの選定が重要となります。当該地域外から参加することもあります。

資料づくりにおいては，参加者のモチベーションを引き出す工夫，情報の共有にとどまらず，アクションに結びつけられるものを目指すことが必要です。

また，参加者の自発的なアクションを引き出すことが大切で，講義形式ではなく，ワークショップ形式が効果的です。1回2時間程度，2〜4回程度の開催を目安とします。

・ボランティアリーダーの育成。

ボランティアリーダーは，「通いの場」づくりの軸となる人材，鍵となる存在です。「通いの場」の運営の担い手として，開催計画や会場準備，当日の進行などを行います。さらには，「通いの場」の雰囲気をよりよくし，新しい人でも参加しやすいような場づくりなども促します。

・「通いの場」の開所。

住民ボランティアとボランティアリーダーの育成をしながら，早めの準備を行い（会場確保などで，活動実現までに1〜3年を要する場合も），年間計画の立案や開所式（地域への浸透に必要）の準備，開所後の運営方針などを話し合っておきます。

以上のキックオフから「通いの場」の開所までを俯瞰すると，ポイントとしては，次の8つがあげられます。

① 自分の地域を深く知る。

② 同じ思いをもつ人を募る（仲間を募る）。

③ 活動の基本方針やイメージを共有する。

④ 開催場所を確保する。

⑤ 活動費用を確認する。

⑥ 活動プログラムをつくる。

⑦ 参加を呼び掛ける。

⑧ 運営の大まかなルール（グランドルール）をつくる。

To Do

☑ ボランティア活動に関心のある住民を対象に研修会を実施する。

☑ ボランティアリーダーを養成する。

☑ 実働に当たっての役割分担やグランドルールを決める。

MEMO

運営・拡大期

ポイント

　モデルとなる，最初の「通いの場」を立ち上げ，活動をスタートした後は，安定的に運営し，さらには，「通いの場」を他の地域に拡大していきます。

　地域の高齢者の1割が参加する規模に育つには，多くの場合，数年かかります。1つ目の「通いの場」を改善していき，さらに2つ目，3つ目，……と「通いの場」を増やしていくために，次のようなことを行います。

- ・基本ルールを明文化する。
- ・参加者名簿を作成する（被保険者名簿と照合できるもの）。
- ・開催後の振り返りを行う（参加人数確認，要改善点の確認と対策）。
- ・運営開始後も，行政や専門機関による継続した支援（運営に当たるボランティアからの相談対応・支援）を行う。
- ・拡大に向けて計画を立てる。
- ・ボランティア同士の交流会を開く。ボランティア同士の交流の機会をもつと，情報交換ができ，共同企画にもつながる。
- ・新しいリーダーを育て，新しい参加者を集める。ボランティアやメンバーの高齢化や固定化は，多くの先駆例の共通課題。次世代を担う新規ボランティアリーダーの育成や，新規参加者を募る企画が重要となる。

To Do

☑ 活動の振り返りを行い，運営方法や計画を改善する。
☑ 参加者名簿を作成する。
☑ 新規のボランティアや参加者を募る／養成する。

MEMO

評価期

ポイント

「地域づくりによる介護予防」事業を実施・拡大するためには，効果を評価して示し，財政部局を説得して，予算も拡大していく必要があります。

・**継続的実施につながるデータ**とは

評価には，いくつかの種類がありますが，この折衝の際に特に説得力をもつのは，「事業にかかる経費」よりも，「事業による要介護状態の発生予防による介護費の抑制分」の方が大きくなるというデータです。愛知県武豊町や宮城県岩沼市での研究でこうしたデータは示されていますが，自身の市町村でもこうしたことを示すことができれば，継続的に事業を実施していくために非常に有利になります。

・**事前準備**が重要

評価を行うためには，事前に十分に計画をして，事業実施前，実施中，そして実施後にどのようなデータを集めるのかを整理し，理解した上で準備する必要があります。

評価のためのデータは，過去に遡って集めることが困難ですから，事前にきちんとデータ収集の計画を立てておく必要があります。事業実施前には，サロンの参加者および非参加者の健康状態や生活習慣などの情報を，質問紙などの調査で集めておきます。

また，要介護認定などの情報とリンクさせるために，事業実施中には，参加者やボランティアの名前などの記録が必要となります（ボランティアの健康増進効果も評価できます）。また，事業の内容についても記録しておきます。

事業実施後には，サロン参加者および非参加者の死亡や要介護認定の状況を，事前の調査データとサロンの参加状況のデータと結合します。これにより，評価を行うためのデータベースが出来上がります。このデータベースを用いて，サロン参加者では非参加者に比べてどの程度，要介護状態の発生が少なかったかの計算が行えます。さらに，この結果から，サロン参加により何人分の介護費が抑制できたかの推計を行い，事業にかかった費用との比較が行えます。

なお，サロン参加者数などの簡単な統計なら，行政の担当者でも算出が容易ですが，生存分析などの複雑な分析は，外部に委託するという方法もあります。

To Do

☑ 評価・分析に必要なデータを把握し，評価計画を立てる。

☑ ボランティアに評価の必要性を説明する。

部署間連携のためのアクションチェックリスト

使い方 （詳細は下記文献を参照）

① すべての項目に目を通す。

⇒ 部署間連携におけるさまざまな方法や機会に目を向ける。

② 取り組みとして提案するものにチェック。

⇒ 可能性があれば気軽にチェックを。すでに取り組んでいるもの，実現性がないものについては不要。

③ 優先的に取り組むものにチェック。

⇒ 有効性とともに実現しやすさに注目。

◎検討する事業名：

項目	連携のためのアクション	提案	優先	関連部署・メモ
事業計画	この事業を進めるために利用できる予算や助成金が他の部署にあるかどうかの確認	☐	☐	
	事業に関連する，他部署の事業（施策・計画など）の確認	☐	☐	
	事業が他部署の事業（施策・計画など）に与える影響についての検討	☐	☐	
情報共有	事業内容を他部署に説明，共有する機会の設定	☐	☐	
	他部署が管理する情報やデータの活用	☐	☐	
対象者	対象者を把握したり，周知するために，他部署と連携して実施できる機会についての検討	☐	☐	
	事業によって特に影響を受ける集団に関する把握や配慮の検討（経済状況，世帯状況，地域状況，高齢者，障害者，外国人など）	☐	☐	
市民協働	住民が参画できる機会の設定（計画段階，実行段階，評価段階）	☐	☐	
	ボランティア活用の機会についての検討	☐	☐	
地域資源	他部署を含め，既存の地域資源の活用についての検討（民生委員，地区推進委員，社会福祉協議会，自治会，NPO など）	☐	☐	
事業者	関係事業者の経営的影響についての検討	☐	☐	
	関係事業者の雇用状況への影響についての検討	☐	☐	
教育	学校現場・教育担当部署との連携の可能性についての検討（啓発，ボランティア参加，対象者との接触機会など）	☐	☐	
建造環境	公園，公民館，スポーツ施設，その他の公営施設の活用についての検討	☐	☐	
交通	対象者が事業に参加するための交通への配慮についての検討	☐	☐	
経済	対象者が事業に参加するための経済的な配慮についての検討	☐	☐	

（藤野善久，槙島美佐子，冨岡慎一，河村洋子，市田行信，助友裕子，久保達彦，近藤尚己（2016）：健康・介護施策における部署間連携のためのアクションチェックリスト，p.10-11 により作成）

〈https://www.jages.net/library/regional-medical/〉

◎研修会テーマ：

◎ねらい：

時　間	内　容	
： 〜 ：	オリエンテーション	
： 〜 ：	講演・話題提供	
： 〜 ：	ワークショップ／ 演習 ①	
： 〜 ：	全体共有 ①	
： 〜 ：	ワークショップ／ 演習 ②	
： 〜 ：	全体共有 ②	
： 〜 ：	まとめ	

テーマと記入例

・市町村担当職員の共通認識形成 → 表 1-1

・住民の共通認識形成 → 表 1-4

・ファシリテーションスキルの学習 → 表 1-2

・ボランティア候補者による活動・事業案の抽出 → 表 2-1

・ボランティア候補者による活動・事業内容の具体化 → 表 2-2

・ボランティア候補者による活動の中間評価・振り返り → 表 2-3

活動費用確保のための役割分担

費用名目	課題など	調整役
会場費		
通信費		
飲食費		
研修費		
消耗品・備品費		
保険加入費		

記入例は，表 2-6 を参照。

動画「憩いのサロン」

住民ボランティア主体で運営され，10年の実績をもつ愛知県武豊町の「憩いのサロン」の様子を紹介。
対象別に編集された4種類がある。

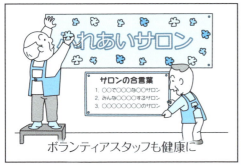

ボランティア向け

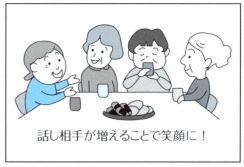

参加者向け

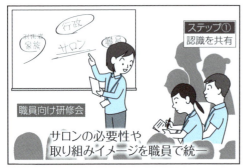

市町村職員向け

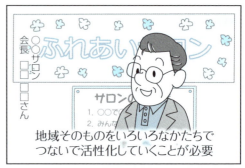

視察者向け

スライド「エビデンス集」

JAGESの研究による科学的根拠（エビデンス）や先駆的取り組み事例などを紹介。
研修などでの提示例は，各章の GUIDE を参照。

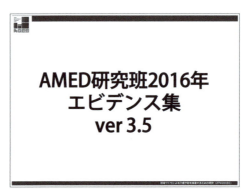

※動画とスライドについては，p.5：コラム「動画・スライドの活用を」も参照。
※いずれも，下記よりダウンロードできます。
　JAGES URL：https://www.jages.net/library/slide-movie/

索　引

欧　文

JAGES（日本老年学的評価研究）
　74, 76, 82
JAGES HEART（地域マネジメント
　支援システム）　11, 76

あ　行

新たな出会い　25
アンケート調査　39

憩いのサロン（武豊町）　14, 48,
　68, 108
イメージの共有　46, 55
岩沼市（宮城県）　70
飲食費　56

ウィン-ウィンの関係づくり　11
うつ　2
運営開始後の支援方針　54
運営・拡大期　3, 64, 103
運営主体の形成期　3, 33, 101

エビデンス　5, 31, 37, 108

応答　20
思わず参加したくなる仕掛けづくり
　61

か　行

介護予防効果　71, 74
介護予防対策　89
介護予防・日常生活圏域ニーズ調査
　（ニーズ調査）　76
介護予防の可能性　36
会場費　56
開所式　54

回想法　51, 60
介入カバレージ　9
笠間市（茨城県）　15
柏市（千葉県）　83
活動型の通いの場　2, 15
活動立ち上げ時の支援　40
活動のイメージ　55
活動の基本方針　55
活動の具体化　35
活動の定着　35, 42
活動のマンネリ化防止策　68
活動プログラムづくりのキーワード
　56
通いの場　2, 14, 15
　──の開所準備　52
　──の効果　71
　──の拡大　66
　──の立ち上げの主体　52
　──への参加による要介護認定
　　率の変化　2
通いの場づくりの準備のポイント
　55
関係づくり　10, 11, 25
関係づけ　20
観察　20

既存の団体の活動　66
既存の地域の活動　36
キックオフに向けた話し合い　9
行政の後方支援　68
行政の支援内容　40
共通認識の形成　35
共通認識の形成期　3, 8, 100
拠点型の通いの場　2, 14

クイズ形式　26, 31
口コミ　30, 57
グラフ化　37
グラフのメリット　26
グランドルール（基本ルール）

19, 57, 69
　──の明文化　65
グループ化　20
グループでの運動　2
グループ討論　88
グループワーク　24, 66, 83, 93

継続的支援　41, 65
継続的実施につながるデータ
　70
傾聴　20
健康無関心層　88
健康面への効果　74
研修会　10, 12, 24, 28, 41, 42
　──の開催の周知方法（参加募集・
　　広報手段）　25, 46
　──の講師に必要な視点　46
　──の参加対象　8
　──のプログラム　106
　──の目的　19
　──の目標　19
研修会場の準備　47
研修対象者の選定　46
研修費　56
現状把握　9

合意形成　11
公衆衛生　9
行動科学　61
行動変容　31
公平性　9
広報　46, 57
声掛けのルート　25, 36
根拠資料　80

さ　行

サロン運営の基本　47
サロン運営の主体　46
サロン会場基本情報名簿　72

サロンの住所地　73
参加実人数　71
参加者数の推移　71
参加者の拡大　25
参加者の住所地　73
参加者の中にある答え　19
参加者の発言　39
参加者名簿　65, 71, 72
参加のべ人数　71
参加を促すための環境づくり　84
参加を募る方法　35

仕掛学　62
事前準備　70, 86
事前調査　72
市町村担当職員向け研修会　12
市町村の役割　2
質的データ　81
自分事化　11, 12, 28, 35, 36
死亡・要介護認定状況　74
社会参加　2
社会資源（ソーシャル・キャピタル）　9, 12, 24, 35, 36
縦断調査　74
集団の概念　46, 50
住民が住民を巻き込む仕掛け　38
住民主体　2, 53
住民に身近な地域単位・生活圏域　26, 37
住民の希望　38
住民の声　81, 95
住民の自発的なアクション　33, 38
住民の主体的なアクション　2
住民ボランティアによる自立した地域づくり　2
住民向け研修会・ワークショップ　24, 28, 42
出前ボランティア　68
小学校区　26
消耗品・備品費　56
資料作成のポイント　25, 36
新規参加者　67
新規ボランティア　47

新規ボランティアリーダーの育成　67
信頼関係　10, 11

水面下での調整　25
スライド　5, 108

先進事例　29
　——の視察　46, 47
全体会　41

相関係数　82
ソーシャル・キャピタル → 社会資源

た　行

タイムスケジュール　19
武豊町（愛知県）　2, 5, 14, 48, 68, 70, 108
多分野に活用できる題名　25
多様な参加者を引き込む工夫　84
短期的支援　40
男性の参加　62, 67, 88

地域格差　9
地域ケア会議の構築　94
地域住民の世話役 → 地域のキーパーソン
地域診断　12
　——の結果の共有　31
　——の活用　83
　——の事前準備　86
地域診断書　79
地域団体同士のパワーバランス　36
地域づくりによる介護予防　2, 5, 27
　——のプロセス　3
地域の課題　9, 12, 14, 24, 36, 58, 78
　——の要因や背景　84
地域のキーパーソン　12, 24, 25, 53, 58
地域の資源 → 社会資源
地域の実情　81

地域の強み　12
地域の特性　38, 95
地域包括ケアシステム　95
地域マネジメント支援システム（JAGES HEART）　11, 76
地域のリーダー役の住民 → 地域のキーパーソン
地縁組織　52
　——のキーパーソン → 地域のキーパーソン
地区会　41
地図化　25, 37
地図のメリット　26
中間調査　74
中間評価　35, 42
長期的支援　41

通信費　56
つくりたい場のイメージ　55

定年退職後の男性　62
データから見る地域の特性　95
データで見る地域の健康課題　81
データに表れにくい地域の情報　26
テーマに沿った話　21

動画　5, 108
東海市（愛知県）　92
動機づけ　10, 25, 27
到達目標　9
都市における介護予防対策　89
トップダウン　11

な　行

長続き　41
名古屋市（愛知県）　94
ナッジの理論　61

ニーズ調査（介護予防・日常生活圏域ニーズ調査）　76
ニーズ調査データ提供市町村　77
日本老年学的評価研究（JAGES）

74, 76, 82
認識を共有する関係者　8
認知機能低下の関連要因　28
認知症予防　27

年間計画　54

は　行

ハイリスクアプローチ　5
場所の確保　56
話し合いの可視化　21
板書係　20
板書のテクニック　20

非言語メッセージ　20
日ごろ実感している地域の健康課
　　題　81
人との交流　2
評価期　3, 70, 104
評価計画　71
評価結果の利用　74
評価に必要なデータ・情報　71,
　　72
費用対効果　71, 74
費用の確認　56
費用の確保のための役割分担
　　60, 107
費用の把握　71

ファシリテーション　16, 38
　　──のテクニック　21
　　──のプロセス　16
　　──のポイント　18

ファシリテーション研修　23
ファシリテーター　17, 20
部署間連携のためのアクション
　　105
付箋　20
船橋市（千葉県）　86
振り返り　35, 42, 65

ベースライン情報　72, 74

保険加入費　56
ボランティア活動　27
　　──の重要性　36
ボランティア候補者　36
　　──の集団化　33
ボランティア同士の競争　67
ボランティア同士の交流会　66
ボランティアの重要性　29
ボランティアの利点　47
ボランティア名簿　72
ボランティアリーダー　33, 46,
　　67
　　──の世代交代　53
ボランティアリーダー養成研修
　　48

ま　行

前向きな意見交換　32
マーケティング　62
松浦市（長崎県）　15
松本市（長野県）　90

見える化システム　82

見出し　20

目指すべきゴール　9
目指すべき方向性　9

もう一人のファシリテーター
　　20
モチベーション　33, 37, 41, 42
求められている場のイメージ
　　55

や　行

役割分担　19
やらされ感　25

優先課題　80
優先対象地域　80

横浜市（神奈川県）　16, 87
呼び掛け　57
　　──の工夫　11, 36

ら　行

リーダー格の人物　39
量的データ　81

わ　行

わがまちのいいところ探し　32
ワークショップ　10, 12, 24,
　　28, 33, 35, 37, 42, 88, 93, 94

編者紹介

■**近藤克則**（こんどうかつのり）

1983 年　千葉大学医学部卒業
　　　　　船橋二和病院リハビリテーション科科長などを経て，
1997 年　日本福祉大学助教授
2000 年　ケント大学カンタベリー校客員研究員
2003 年　日本福祉大学教授
現　在　千葉大学予防医学センター教授
　　　　　国立長寿医療研究センター部長
　　　　　日本老年学的評価研究機構代表理事
　　　　　日本福祉大学客員教授

主　著　『健康格差社会──何が心と健康を蝕むのか』（医学書院，2005）
　　　　　『健康格差社会への処方箋』（医学書院，2017）
　　　　　『研究の育て方──ゴールとプロセスの「見える化」』（医学書院，2018）ほか

住民主体の 楽しい「通いの場」づくり
「地域づくりによる介護予防」進め方ガイド

2019 年 3 月 31 日　第 1 版第 1 刷発行　　　　　　　　　　　　　　　　　　　〈検印省略〉

編　者　**近藤克則**（こんどうかつのり）
発　行　株式会社 **日本看護協会出版会**
　　　　　〒 150-0001 東京都渋谷区神宮前 5-8-2　日本看護協会ビル 4 階
　　　　　〈注文・問合せ／書店窓口〉TEL / 0436-23-3271　FAX / 0436-23-3272
　　　　　〈編集〉TEL / 03-5319-7171
　　　　　http://www.jnapc.co.jp
印　刷　三報社印刷株式会社

本書の一部または全部を許可なく複写・複製することは著作権・出版権の侵害になりますのでご注意ください。
©2019　Printed in Japan　　　　　　　　　　　　　　　　　　　　　　　　ISBN978-4-8180-2187-7